居家养老护理实践指导丛书

U0395571

老年慢病患者护理手册

主　　编　王　丽

副 主 编　钮美娥　汪小华

编写秘书　张青情

协助校对　韩玉莲　黎梦丽　周菲凤

老吾老以及人之老

因症施护　品质晚晴

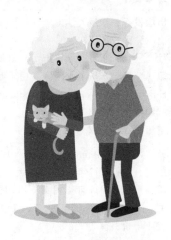

苏州大学出版社
Soochow University Press

图书在版编目(CIP)数据

老年慢病患者护理手册/王丽主编. —苏州：苏
州大学出版社,2017.8
　(居家养老护理实践指导丛书)
　ISBN 978-7-5672-2140-6

　Ⅰ.①老… Ⅱ.①王… Ⅲ.①老年病－慢性病－护理
－手册 Ⅳ.①R473-62

　中国版本图书馆 CIP 数据核字(2017)第 165796 号

书　　名：老年慢病患者护理手册
主　　编：王　丽
策　　划：刘　海
责任编辑：刘　海
装帧设计：刘　俊
出版发行：苏州大学出版社(Soochow University Press)
出 品 人：张建初
社　　址：苏州市十梓街 1 号　邮编：215006
印　　刷：苏州工业园区美柯乐制版印务有限责任公司
E-mail　：Liuwang@suda.edu.cn　QQ：64826224
邮购热线：0512-67480030
销售热线：0512-65225020
开　　本：630 mm×960 mm　1/16　印张：13.5　字数：170 千
版　　次：2017 年 8 月第 1 版
印　　次：2017 年 8 月第 1 次印刷
书　　号：ISBN 978-7-5672-2140-6
定　　价：29.00 元

凡购本社图书发现印装错误,请与本社联系调换。
服务热线：0512-65225020

因症施护　品质晚晴

——策划人语

随着社会经济的飞速发展和民众生活水平的日益提高,中国正在步入老龄化社会,如雨后春笋般涌现的机构养老和居家养老为解决老年朋友的后顾之忧提供了一定的保障,通过加强自身的健康管理来提高生活质量的老年朋友也越来越多,而和老龄化如影随形的慢病则给老年朋友带来了不少困扰,针对此,本书策划编辑特邀苏州大学护理学院的养老护理专家精心编写了《老年慢病患者护理手册》。

该手册分心血管系统慢病、神经系统慢病、呼吸系统慢病、消化系统慢病、泌尿系统慢病、骨关节系统慢病、内分泌系统慢病、血液系统慢病八个部分,对高血压、脑卒中、糖尿病等诸多常见老年慢病的护理做了详尽而科学的指导。在保证医护知识科学性的基础上,该手册内容通俗易懂,图文并茂,有较强的可操作性。

本书既适合老年朋友阅读,也能够为养老护理专业人士提供观念与技术的指导及帮助。相信广大老年朋友和从事养老护理工作的专业人员一定能够从中汲取到有益的知识性营养,给自己和他人一个美好的人间晚晴天。

编委会名单

主　　编　王　丽

副 主 编　钮美娥　汪小华

编写秘书　张　情

协助校对　韩玉莲　黎梦丽　周菲凤

目 录

第一篇 心血管系统慢病

第二章　老年期痴呆 *33*

第二章　肺　癌 *70*

第四篇　消化系统慢病

第六篇　骨关节系统慢病

第七篇　内分泌系统慢病

第一章　糖尿病 145

第八篇　血液系统慢病

第一篇

心血管系统慢病

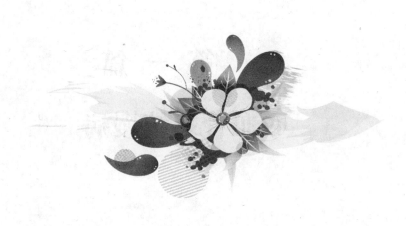

第一章　高血压

 问题1：什么是高血压？高血压的诊断标准是什么？

高血压可分为原发性高血压和继发性高血压,其中继发性高血压仅占5%。临床上将无明确原因的高血压称原发性高血压,而继发于其他疾病的高血压称为继发性高血压。

高血压的诊断主要依据血压值,即在未使用降压药物的情况下,收缩压≥140毫米汞柱和/或舒张压≥90毫米汞柱,应在非同日安静状态下测量,3次测得血压升高即可诊断为高血压。既往有高血压史,目前正在使用降压药物者,即使血压低于140/90毫米汞柱也诊断为高血压。

问题2：如何正确测量血压？

高血压患者每天的血压测量及记录十分重要,对监测血压水平、变化趋势及指导用药有重要意义,因此掌握正确的测量血压方法很有必要。

（1）测量血压时选择水银血压计或者电子血压计均可,但无论使用何种血压计均须定期检测,验证其准确度。

（2）测量血压应在安静放松状态下进行,测量前有吸烟、运动、情绪变化等情况者,须休息15~30分钟再测量。

（3）做到"三点一线"及"四定"。

①"三点一线"是指血压计、手臂(肱动脉)及心脏在同一水平线上。

②"四定"：第一,定时间,血压有明显的昼夜波动,所以每天应该在固定时间测量;第二,定部位,一般右上肢血压高于左上肢;第三,定体位,立位血压高于坐位,坐位血压高于卧位;第四,定血

压计。

（4）血压计袖带应平整置于上臂中部，下缘距肘窝 2 横指，松紧以能插入 1 指为宜，必要时脱袖。

（5）必须在未服用降压药的情况下，间隔 2 分钟后重复测量，以两次的血压均值为基准。若两次测得的收缩压或舒张压数值相差超过 5 毫米汞柱，应再次测量后取 3 次读数的均值。

问题 3：哪些因素可导致高血压？

原发性高血压发生的原因尚不明确，可能与一定遗传因素及后天环境因素相互作用有关。

（1）遗传因素：高血压有明显的家族遗传倾向，有高血压家族史的人，如有不良嗜好和刺激，往往容易发生高血压。

（2）饮食因素：研究显示，高钠饮食与高血压的发病存在一定关系。另外，吸烟、过量饮酒、高蛋白饮食、低钾、低钙、低镁均与高血压的发病有关。

（3）精神刺激：长期精神紧张、工作压力过大、焦虑、长期的噪音及视觉刺激等可导致高血压的发生。

（4）肥胖：肥胖者全身脂肪增多、体重增加，血容量也增加，使心脏负担加大和血管阻力增加，故易发生高血压。

（5）其他：年龄、性别是高血压的重要相关因素；服用避孕药、阻塞性睡眠呼吸暂停综合征等也可能与高血压的发生有关。

继发性高血压常见的病因包括肾脏疾病、原发性醛固酮增多症、嗜铬细胞瘤、皮质醇增多症、主动脉缩窄等，其中有一部分可通过手术得到根治或改善。

问题 4：高血压通常有哪些症状？

原发性高血压大多起病隐匿、缓慢，症状常不突出，主要有头痛、眩晕、心悸、胸闷、疲乏、气短、耳鸣、视物模糊等。症状与血压水平不一定成正比，部分病人可无明显不适而在体检中偶然发现高血压。

问题 5：高血压的危害有哪些?

长期血压升高,可引起心、脑、肾、血管等器官的损害,产生相应的并发症。

(1)心脏:高血压可致心室壁肥厚及心室腔扩大,称高血压性心脏病。有 20%~30% 的高血压病人可有此并发症,主要表现为胸闷、气急等左心功能不全的症状,晚期可合并右心功能不全、心律失常,可合并心肌缺血。

(2)脑:高血压与脑卒中发病率呈线性相关,可表现为出血性脑卒中、缺血性脑卒中及脑萎缩。

(3)肾脏:高血压持续存在 10~15 年则可出现肾损害的临床表现。早期为夜尿增多,逐渐出现尿检异常及肾功能失代偿,亦可合并肾性贫血。

(4)血管:严重高血压可促使主动脉夹层形成,血液渗入主动脉壁中层形成血肿,并沿着主动脉剥离,为严重的血管急症,常可致死。眼底血管病变可导致视网膜动脉变细、反光增强、狭窄,视乳头水肿甚至失明。

 问题 6：一直吃降压药有很多副作用,能不能不吃呢?

在被诊断为高血压后,很多人因为害怕降压药的副作用而犹豫要不要吃药,甚至有人认为吃了降压药会上瘾,就一直要吃。是药三分毒,我们不否认降压药的副作用,但是长期血压升高有很多危害,甚至是致命的危害,服用降压药的目的不仅是降压,也是为了预防靶器官的损害。降压药应长期坚持服用,并密切观察药物的不良反应。

问题 7：高血压患者测量血压正常还需继续服用降压药吗?

高血压患者须终身服药,切忌吃吃停停或随便更换药物。长期服用降压药的高血压病人,如果突然停药,可使血压反跳而引起一系列的反应,主要表现为血压突然升高,引起头晕、头痛、乏力、出汗等一系列症状,有的病人还可因血压骤升并发心血管痉挛、心肌梗死或脑血管意外而危及生命。

服用降压药的高血压病人测量血压正常说明药物治疗有效,应继续服用,不能擅自增减药量,更不能突然停药,应按医嘱增减药量,以维持血压稳定。

特殊情况下(例如心肌梗死后),原先的高血压会变正常或偏低,此时则不应再服用降压药物。

问题 8:高血压患者的血压控制在多少合适?

多数高血压患者的降压目标为 < 140/90 毫米汞柱,包括慢性肾脏病患者。合并糖尿病的高血压患者的目标血压为 < 130/80 毫米汞柱。年龄超过 80 岁的老年患者起始治疗的收缩压水平为 > 160 毫米汞柱,收缩压目标值为 < 150 毫米汞柱,但不低于 130 毫米汞柱。

问题 9:高血压患者的日常饮食有哪些注意事项?

(1)减少钠盐摄入:膳食中的多数钠盐来自烹调用盐和各种腌制食品,所以应减少烹调用盐并少吃腌制食品,食盐量以每天 < 6 克为宜,尽量少吃含钠较高的加工食品,如咸菜、火腿等。

(2)补充钙和钾盐:增加膳食中钾的主要方法是多食新鲜蔬菜、水果和豆类。牛奶、豆类中含钙丰富,新鲜蔬菜中油菜、芹菜、萝卜缨中含钙较高,蘑菇、木耳、虾皮、紫菜等也可作为补充钙的食物。

(3)减少脂肪摄入,补充优质蛋白:膳食中的脂肪应控制在总热量的 25% 以下,限制动物脂肪、内脏、鱼籽、软体动物和甲壳类食物。

(4)增加粗纤维食物的摄入:如多吃芹菜、韭菜、水果,以预防便秘。

问题 10:高血压患者日常生活还需要注意哪些方面?

(1)休息:体力劳动后注意休息,脑力劳动后也要注意精神放松,因为劳累是血压增高的常见诱因。

（2）控制体重：在体重超过正常值 10% 的高血压患者中，体重减少 5 千克就能降低血压，而且有助于控制伴随的危险因素，如胰岛素抵抗、糖尿病、高脂血症和左心室肥厚。降低体重的措施包括限制过量饮食与增加活动量。但限制饮食时要注意平衡膳食，少食多餐，不提倡使用抑制食欲的药物。

（3）戒烟：尼古丁可使血压一过性升高，并降低药物的降压作用，所以吸烟的高血压患者均应戒烟，并避免被动吸烟。

（4）限制饮酒：为预防高血压，最好不饮酒，已有饮酒习惯者，要戒酒或少量饮酒，每日不超过 50 克白酒。

（5）增加体力活动：经常体力活动可预防和控制高血压，但中重度高血压患者或 Ⅱ、Ⅲ 期高血压患者应避免参加竞赛、比赛性质的活动及力量性的活动。建议进行规则的一定量的有氧运动，如快步走或游泳，每次 30 ~ 45 分钟，每周 3 ~ 4 次。

（6）保持心理平衡：情绪激动尤其是生气和愤怒可诱发血压升高，所以高血压患者应保持心理平衡，对可能引起不快的人或事可采取回避的应对方法，家属对患者应给予充分的理解、宽容及安慰。

（7）病情监测：患者或家属应掌握正确测量血压的方法，每天按时测血压并做记录，每次就诊时可携带记录，以便为医生调整药量或药物类型提供依据。

（8）安全：服用降压药的老年患者，在体位变换时，动作应尽量缓慢，夜间起床小便时更应注意，以免动作过快致血压骤降引起晕厥而发生意外。

第二章　冠心病

 问题 1：什么是冠心病？

冠状动脉粥样硬化性心脏病指冠状动脉粥样硬化使血管腔狭

窄、阻塞,从而导致心肌缺血、缺氧或坏死而引起的心脏病,它和冠状动脉功能性改变(痉挛)一起被统称为冠状动脉性心脏病,简称冠心病。可分为急性冠脉综合征和慢性冠脉病两大类,前者包括不稳定心绞痛、非 ST 段抬高心肌梗死、ST 段抬高心肌梗死;后者包括稳定性心绞痛、心脏 X 综合征、无症状性心肌缺血和缺血性心力衰竭。

 问题 2:冠心病的危险因素有哪些?

(1)血脂异常:脂质代谢异常是动脉粥样硬化最重要的危险因素。总胆固醇、甘油三酯、低密度脂蛋白或极低密度脂蛋白及载脂蛋白 B 的升高,高密度脂蛋白及载脂蛋白 A 的降低都被认为是危险因素。此外,脂蛋白(a)的增高是独立危险因素。

(2)高血压:收缩压与舒张压增高均与冠心病的发生密切相关。60%~70% 的冠心病病人同时患有高血压,而高血压病人患本病较血压正常者高 3~4 倍。这可能与高压血流导致血管内膜损伤有关。

(3)吸烟:吸烟能使心血管疾病病死率增加 50%,且与每日吸烟的支数成正比。女性吸烟病人更易患本病。我国女性虽然吸烟比例较低,但应重视被动吸烟的问题。资料显示,戒烟能降低发生心血管事件的风险。

(4)糖尿病和糖耐量异常:糖尿病病人中不仅本病的发病率和病死率增高数倍,且病变进展快。伴糖耐量异常者亦十分常见。

(5)年龄与性别:本病男性多于女性,多数在 40 岁以上发病,女性在更年期以后发病率有所增加。年龄与性别属于不可改变的先天因素。

(6)次要危险因素:肥胖;缺少体力活动或从事脑力劳动者;西方饮食习惯,即常食用较高热量、含较多动物性脂肪和胆固醇、高糖和高盐食物的人群;遗传因素;性情急躁、好胜心强、不善于劳逸结合的 A 型性格人群。

问题 3：稳定性心绞痛的常见症状有哪些?

心绞痛以发作性胸痛为主要表现,疼痛特点如下:

(1)部位:典型的心绞痛部位是在胸骨后或左前胸,范围常不局限,可以放射到颈部、咽部、颌部、上腹部、肩背部、左臂及左手指侧,也可以放射至其他部位。每次心绞痛的发作部位往往是相似的。

(2)性质:胸痛常呈紧缩感、绞榨感、压迫感、烧灼感、胸闷或有窒息感、沉重感,有的病人只诉胸部不适,主观感觉个体差异较大,但一般不会是针刺样疼痛,有的表现为乏力、气短。

(3)诱因:稳定性心绞痛的发作与劳力或情绪激动有关,如走快路、爬坡时诱发,停下休息即可缓解,多发生在劳力当时而不是之后。舌下含服硝酸甘油可在 2~5 分钟内迅速缓解症状。

(4)持续时间:疼痛呈阵发性发作,持续数分钟,一般不会超过 10 分钟,也不会转瞬即逝或持续数小时。

问题 4：老年人稳定性心绞痛症状有哪些特点?

(1)疼痛部位不典型:老年人心绞痛可发生在下颌部到上腹部任何部位,如牙痛、咽喉部疼痛、颈部、肩背部疼痛、上腹部、上肢疼痛不适,其特点是每次发作多在同一部位,由同样原因诱发。

(2)疼痛性质不典型:由于老年人心脏储备功能下降,且多合并有糖尿病、自主神经病变,当发生心肌缺血时可表现为胸部不适、呼吸困难、咽喉部不适、全身疲惫、乏力、颈部紧缩感、上肢酸胀、胃部不适等症状,而发作性胸痛出现频率相对较低。

(3)疼痛程度轻、频率低:老年人多合并自主神经病变,对疼痛敏感性降低,痛觉迟钝,心绞痛程度常较年轻人低。常有无症状心肌缺血发生。

(4)疼痛持续时间:数分钟至 10 余分钟。若疼痛持续数秒或数小时则不考虑心绞痛。

问题5：稳定性心绞痛发作时该如何应对？

发作时立即休息，至少应迅速停止诱发心绞痛的活动，随即舌下含服硝酸甘油以缓解症状。初次服用硝酸甘油的患者应坐下或平躺，以防发生低血压、头晕、头痛、面红等不良反应。

若心绞痛发作时间在 10～20 分钟以上，休息和含服硝酸甘油不能缓解，应立即至医院就诊。

 问题6：哪些症状提示可能发生急性心肌梗死？

急性心肌梗死前会出现先兆，其中以频发心绞痛最常见，其次是胸闷。出现以下情况应视为急性心肌梗死的先兆：

（1）原来稳定性心绞痛或初发性心绞痛患者其运动耐量突然下降。

（2）心绞痛发作的频度、严重程度、持续时间增加，诱发因素不明显，以往有效的硝酸甘油剂量变为无效。

（3）心绞痛发作时出现新的临床表现，如恶心、呕吐、出汗、心悸，疼痛放射到新的部位，出现严重心律失常、心功能不全或心功能不全加重。

（4）心电图出现新的变化，如 T 波高耸、ST 段一过性明显抬高或压低、T 波倒置加深等（此点需要医生判断）。

问题7：治疗冠心病的常用药物有哪些？服用时应注意哪些问题？

冠心病患者须终身服药，药物治疗的主要目的是：预防心肌梗死和猝死，改善生存状况；减轻症状和缺血发作，改善生活质量。使用过程中应严密监测药物副作用。

治疗冠心病的常用药物有：

（1）抗血小板聚集药物：如阿司匹林、氯吡格雷。主要不良反应为出血，轻者可引起皮下出血、瘀斑等，重者可致消化道大出血，服用过程中须注意是否有剑突下不适、腹痛等症状，观察大小便颜色,如有血尿、黑便等出血现象应及时至医院就诊。服用该类药物时,应向医生说明自己既往是否有胃肠类疾病,必要时可加用保护胃黏膜的药物。

（2）调脂药物：他汀类、依折麦布等。他汀类药物除了降血脂外,还有延缓斑块进展,使斑块稳定和抗炎等有益作用。应用他汀类药物时应严密监测转氨酶及肌酸激酶等生化指标,及时发现药物引起的肝脏损害和肌痛、肌无力等肌肉相关副作用。

（3）硝酸酯类药物：包括硝酸甘油、单硝酸异山梨酯等。这类药物能减少心肌耗氧和改善心肌灌注,从而改善心绞痛的症状。主要不良反应为头痛、面色潮红,心率反射性加快和低血压。

（4）β受体阻滞剂：β受体阻滞剂能抑制心脏β肾上腺素能受体,减慢心率、减弱心肌收缩力、降低血压,由此减少心肌耗氧量,从而减少心绞痛发作和增加运动耐量。常用制剂是美托洛尔缓释片、美托洛尔、比索洛尔、阿替洛尔等。支气管哮喘、严重心动过缓或房室传导阻滞者禁用。

（5）钙拮抗剂：如地尔硫卓、维拉帕米等,主要是通过改善冠状动脉血流和减少心肌耗氧量来缓解心绞痛。外周水肿、便秘、心悸、面部潮红是钙拮抗剂常见的副作用,低血压也时有发生,其他不良反应还包括头晕、头痛、虚弱无力等。

（6）血管紧张素转换酶抑制剂（ACEI）：常用的这类药物包括卡托普利、贝那普利等。最常见的副作用为干咳和高钾血症。若服用该类药物出现频繁干咳,排除其他因素,可考虑为药物诱发,停药后即可消失。

🌳 问题8：冠心病目前的治疗方法有哪些?

（1）药物治疗：详见"问题7"。

（2）血运重建治疗：主要包括经皮冠状动脉介入治疗（PCI）及冠状动脉旁路移植（CABG,俗称搭桥）手术。

（3）危险因素的处理：包括恰当的健康教育、戒烟、适当运动、控制危险因素等,具体见"问题9"。

问题9：做过搭桥或介入手术后冠心病是不是就痊愈了，不用再吃药了?

不少患者认为做过手术以后冠心病就好了，不用再吃药了，这是错误且危险的想法。冠心病患者做完手术后，不管是介入还是搭桥术，并不等于就治愈了冠心病，由于多种危险因素依然存在，术后还须常规服用多种药物，且终身服药。

问题10：冠心病患者日常饮食应注意哪些方面?

冠心病患者应进食低热量、低脂肪、低胆固醇、适量蛋白质、富含维生素的清淡易消化食物，少量多餐，避免暴饮暴食。

宜避免食用下列食品：脂肪、黄油、猪油等脂类食物；蛋黄、鱼卵、奶油及动物内脏；煮熟后制成罐头的食品，如果酱、果冻、加糖果汁；刺激性食物，如咖啡、可乐。

宜多食粗纤维如糙米、芹菜等，或富含可溶性纤维的食物如红薯等，以保持大便通畅。

问题11：冠心病患者应如何运动?

运动不仅有助于提高心血管功能，增加冠脉血流量，减少冠心病致动脉粥样硬化的危险因素，而且还有利于提高心理健康水平及生活质量。因此，稳定性心绞痛患者一般不需卧床休息，鼓励参加适当的体力劳动和锻炼，以最大活动量不发生心绞痛症状为度。

步行为最广泛选用的活动方式；应避免重体力劳动、竞技性运动等。建议稳定性心绞痛病人每日运动30分钟，每周运动不少于5天。急性冠脉综合征病人开始阶段可采取步行方式锻炼，以后逐渐过渡到慢跑、太极拳、骑自行车、游泳等，每周运动3～4天。运动前应进行热身活动。参与力所能及的家务对患者亦有益。

问题12：冠心病患者在日常生活中还有哪些注意事项?

（1）戒烟、限酒：具体同高血压患者。

（2）控制危险因素与避免诱因：积极治疗高血压、血脂异常、糖尿病等疾病，监测血压、心电图、血脂、血糖。尽量避免劳累、用力排便、情绪激动、悲伤、寒冷刺激等诱因，保持平和的心态。

（3）坚持服药：遵医嘱服药，不随意停药或增减药量。外出时随身携带硝酸甘油片备用，但不能将药放于口袋内，以防体热引起药效丧失。硝酸甘油见光易分解，应存放在棕色瓶内密闭保存；药瓶开封后每6个月须更换一次，以免失效。

（4）控制体重并保持在正常范围内，同时避免工作及生活中过大的压力。

（5）心肌梗死是心源性猝死的高危因素，故护理者应学会心肺复苏的技术。

第三章　心力衰竭

 问题1：什么是心力衰竭？

心力衰竭简称心衰，是各种心脏结构或功能性疾病导致心室充盈及（或）射血能力受损，心排血量降低而不能满足机体代谢需要，致组织、器官灌注不足，有肺循环和/或体循环瘀血的表现，主要表现为疲乏、呼吸困难、体液潴留等的一组临床综合征。它是大多数心血管疾病的最终归宿。

 问题2：慢性心力衰竭的常见临床表现有哪些？

1. 左心衰竭

（1）程度不同的呼吸困难，是左心衰竭最早、最主要的症状，可为劳力性呼吸困难、夜间阵发性呼吸困难、端坐呼吸，严重者出现急性肺水肿。

（2）咳嗽、咳痰、咯血。

（3）疲倦、乏力、头晕、心慌、尿少、肾功能不全等。

（4）皮肤、黏膜发绀,心率加快,心尖部可闻及舒张期奔马律,两肺底闻及湿啰音等。

2. 右心衰竭

（1）消化道症状,如腹胀、食欲缺乏、恶心、呕吐等。

（2）劳力性呼吸困难。

（3）体征:水肿,特征为身体最低垂部位首先出现,呈对称性及压陷性;颈静脉怒张、肝颈静脉返流征(＋)、肝肿大等。

3. 全心衰竭

常先有左心衰竭,后出现右心衰竭,进而出现全心衰竭。但是由于右心排血量减少使肺瘀血症状减轻,呼吸困难反而有所减轻。

问题3:哪些因素可诱发心力衰竭?

（1）感染:最常见和最重要的诱因是呼吸道感染,感染性心内膜炎也不少见。

（2）心律失常:各种类型的心律失常均可诱发心力衰竭,例如房颤是心力衰竭最重要的诱因。

（3）血容量增加:静脉输液过多、过快;病人摄入钠盐或饮水过多等。

（4）生理或心理压力过大:过度劳累、剧烈运动、精神紧张或情绪激动等。

（5）治疗不当:如利尿不充分。

（6）其他:原有心脏病变加重或并发其他疾病。

问题4:怎样判断患者的心功能?

目前通用的是美国纽约心脏病学会（NYHA）于1928年提出的分级方案,主要根据病人自觉的活动能力将心功能划分为4级:

Ⅰ级:患者患心脏病,但体力活动不受限制。日常活动不出现心悸、呼吸困难、乏力或心绞痛等症状。

Ⅱ级:体力活动轻度受限。休息时无症状,一般日常活动即可出现心悸、呼吸困难、乏力或心绞痛等症状,休息后很快缓解。

Ⅲ级:体力活动明显受限。休息时无症状,轻于日常的活动即可出现明显的心悸、气短、呼吸困难、乏力或心绞痛等,休息较长时间后症状可缓解。

Ⅳ级:不能从事任何体力活动。休息时都可出现心悸、气短、呼吸困难、心绞痛等症状,稍活动后症状明显加重。

 问题5:治疗心力衰竭的药物有哪些? 服用时应注意些什么?

心衰患者须终身服药,要将服药视为生活的必需部分。治疗心衰的药物主要有利尿剂、β受体阻滞剂、血管紧张素转换酶抑制剂(ACEI)、洋地黄类等。

(1)利尿剂:利尿剂是心力衰竭治疗中最常用的药物,对缓解瘀血症状、消除水肿、减轻心脏前负荷有十分显著的效果。排钾类利尿剂有速尿(呋塞米)、双氢克尿噻、布美他尼等,保钾类有螺内酯、氨苯喋呤等。非紧急情况,利尿剂应在早晨或日间使用,避免晚上用药,以免频繁排尿影响睡眠或受凉。排钾类利尿剂易引起低钾血症,使用时应注意监测电解质、肾功能等,多食含钾丰富的食物,如香蕉、橘子、绿色蔬菜等;并监测利尿剂效果,记录尿量、体重、水肿消退情况等。

(2)洋地黄类:口服药有地高辛。地高辛应严格按时间、按剂量服用,若上一次药漏服,则下次服药时无须补服,以免剂量增加而致中毒;服药前测脉搏,若脉搏<60次/分或节律发生改变,应暂停服药;必要时抽血查地高辛浓度。若出现洋地黄中毒表现如食欲缺乏、恶心、呕吐、头痛、忧郁、黄绿视等,应及时就医。

(3)β受体阻滞剂:β受体阻滞剂可对抗代偿机制中交感神经兴奋性增强的效应,阻断其不利影响。除非病人有禁忌证或不能耐受,对所有心功能不全且病情稳定的心力衰竭患者均应尽早使用。应用本类药物的主要目的并不在于短时间内缓解症状,而是长期应用以延缓病情进展,降低猝死率。常用制剂有美托洛尔缓释片、美托洛尔、比索洛尔、阿替洛尔等。支气管哮喘、严重心动过缓或房室传导阻滞者禁用。

(4)血管紧张素转换酶抑制剂(ACEI):该类药的主要作用机制是扩张血管,抑制醛固酮分泌,抑制交感神经兴奋性,改善心室及小血管重构。常用的包括卡托普利、贝那普利等。最常见的副作用为干咳和高钾血症。若服用该类药物出现频繁干咳,排除其他因素,可考虑为药物诱发,停药后即可消失。

 问题6:心衰的非药物治疗方法有哪些?

(1)心脏再同步化治疗(CRT),即通过植入双腔起搏器,用同步化方式刺激左室和右室,来纠正慢性心衰病人的心脏失同步化。该治疗不仅可以缓解症状,提高患者生活质量,而且还可以显著降低心衰病死率和再住院率。

(2)埋藏式心脏复律除颤器(ICD),中度心衰且 EF < 30% 的病人在常规治疗的基础上加用 ICD,对预防猝死有重要意义。

(3)干细胞治疗。

(4)心脏移植:这是心衰终末状态的唯一出路。

问题7:心衰患者能运动吗? 如何进行合理的运动?

运动疗法是一种辅助治疗手段,可减少神经激素系统的激活,减慢心室重塑,对延缓心力衰竭病人的自然进程有利。所有稳定的慢性心力衰竭且能够参加体力活动计划的病人,都应考虑运动疗法。运动要适量,以不劳累为宜。

根据心功能分级,不同分级心衰患者的活动原则如下:

Ⅰ级:不限制一般体力活动,积极参加体育锻炼,但应避免剧烈运动和重体力劳动。

Ⅱ级:适当限制体力活动,增加午睡时间,强调下午多休息,可不影响轻体力工作和简单家务劳动。

Ⅲ级:严格限制一般体力活动,每天有充分的休息时间,日常活动可以自理或在他人协助下自理。

Ⅳ级：绝对卧床休息，取舒适体位，生活由他人照顾，可在床上做肢体被动运动。

活动过程中若出现心率大于 110 次/分或比休息时加快 20 次/分，有心慌、气急、胸闷或胸痛时，应立即停止活动。

问题 8：心衰患者的日常饮食有哪些注意事项？

食物宜清淡、低脂、富含纤维素及含钾丰富，少食多餐，避免饱餐。

（1）限制钠盐的摄入：轻度心衰的患者，每天摄入的食盐应该限制在 5 克以内，中度心衰患者应限制在 2.5 克以内，重度心衰患者应限制在 1 克以内。水肿不十分严重或利尿效果良好时，限盐无须特别严格，以免发生电解质紊乱。除食盐外，含钠高的食品也应限制，如腌制品、发面食品、罐头食品、香肠、味精、碳酸饮料等。可使用一些调味食物如洋葱、醋、柠檬、大蒜等，从而改善低盐食物的味道，保证营养。

（2）限水：水的摄入每天控制在 1.5 升以内，应计算所有食物当中的含水量，包括喝的水、汤、蔬菜、水果等。在喝水的杯子上标记好刻度，不口渴时不要喝水，如果口干，可尝试含一块冰。

（3）进食含钾丰富的食物：使用利尿剂期间，鼓励进食含钾丰富的食物，以免低血钾诱发心律失常或洋地黄中毒。

（4）含纤维素丰富：鼓励适当选食含纤维素丰富的食物（如红薯、芹菜等），以保持大便通畅。避免食用刺激性强的食物。

（5）戒烟、限酒：如果是酒精性心肌病所致的心衰，则应戒酒。

问题 9：心衰患者在日常生活中还应注意些什么？

（1）积极治疗原发病，避免诱发因素：积极治疗高血压、冠心病等原发疾病；注意保暖，预防及控制感染，严格控制饮食摄入量，避免过度劳累，避免精神刺激。如需输液，应主动向医务人员说明自己的病情,以免输液过多过快加重心脏负荷。

（2）注意体位恰当：轻度心力衰竭患者为减轻夜间阵发性呼吸困难可采取头高脚低位休息。当患者心衰症状加重时,应立即采用半卧位或坐位休息；当患者心衰症状急性加重时,应采用端坐卧位,同时双下肢保持下垂。

（3）按时服药：应将服药视为生活中的必需部分,严格按医嘱用药,切忌自作主张更改或停用药物。在服药期间对症状变化情况应及时反馈,由医生决定是否需要调整药物。

（4）定期复查：当患者出现任何不适时,科学的医疗检查更有助于疾病的诊断与治疗,服用利尿剂的患者应至少每月复查血钾、钠、氯及肝肾功能,每半年复查心电图、超声心动图,其他检查应根据病情需要进行。

（5）调整心理状态：良好的心理状态是治疗成功的开始,对待病情不能悲观,要乐观豁达,面对现实,泰然处之,主动参与积极配合治疗是关键。家属也要提供情感支持,给予患者理解和关心。

（6）下肢水肿患者应穿宽松柔软的鞋袜,避免皮肤损伤。应用热水袋时,水温不要超过50℃,以防烫伤。

 问题10：监测体内液体潴留有哪些常用方法？最方便、最准确的方法是什么？

心力衰竭患者可通过监测尿量、水肿程度、体重等来监测体内是否有液体潴留,其中监测体重是最准确、最方便的方法。

监测体重有以下几点注意事项：每天同一时间称体重,一般选择晨起、空腹、便后,穿着同类服装,使用同一体重计,若3天内体重增加 >2kg 或 1 天中增加 >0.5kg,提示有液体潴留,需使用利尿剂或增加利尿剂的用量。

（汪小华,卢冰清）

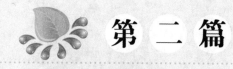

第 二 篇

神经系统慢病

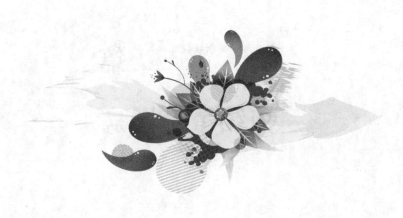

第一章　脑卒中

 问题 1：什么是脑卒中?

脑卒中又称"中风"或"脑血管意外",是一种急性脑血管疾病,包括缺血性和出血性脑卒中两种类型。缺血性卒中就是常说的脑梗塞或脑梗死,是由于供应脑部血液的血管狭窄或阻塞导致血液不能正常流入大脑的部分组织,而引起局部脑组织缺血损伤的一组疾病。出血性卒中就是常说的脑出血或脑溢血,是由于脑部血管突然破裂,血液从血管内外溢造成对脑组织的强烈刺激而引起的一组疾病。

问题 2：什么是小中风?

小中风是指因脑血管病变引起的短暂性、局限性脑功能缺失或视网膜功能障碍,临床症状一般持续 10～20 分钟,多在 1 小时内缓解,最长不超过 24 小时,不遗留神经功能缺损症状,结构影像学(CT、MRI)检查无责任病灶。

小中风常在中风前的几个小时或几天内发生,医学上称这一现象为中风预兆。小中风发生前,通常会有明显的征兆,如突然口齿不清、说话模糊、身体局部麻痹、四肢无力、失去平衡力、老眼昏花、视力出现问题等,这些症状可持续几分钟至数小时。一旦出现这些症状,要警惕是否有小中风发生,并及时就诊。一旦确诊有小中风发生,要高度警惕,预防中风发作。

问题 3：脑卒中容易发生在哪些人群?

（1）老年人。

（2）高血压、心脏病、糖尿病或者高脂血症等慢性疾病患者。

（3）过量饮酒者,尤其是饮烈性酒的人。

（4）吸烟者。

（5）肥胖者。

（6）脾气急躁、易冲动者。

（7）生活习惯不良者，如常常熬夜、过度疲劳、少动、过高脂肪和热量或高盐饮食等。

8. 有家族史者，即直系上辈亲属中有脑卒中病史者。

 问题4：早期识别脑卒中的方法是什么？

脑卒中的典型症状仅为头痛、呕吐，很容易与其他疾病混淆。为尽快识别患者是否出现了脑卒中，有一个简易的"FAST"快速识别法：

F：Face is uneven，即面部不对称。具体表现为当嘱患者微笑时，患者一侧脸部低垂。

A：Arm is weak，即手臂乏力。具体表现为当嘱患者向两侧伸直手臂时，患者一侧手臂稍有下垂。

S：Speech is strange，即言语障碍。具体表现为当嘱患者重复简短的话时，患者语言重复、语言奇怪或含糊不清。

T：Time to call，即尽快就诊。一旦出现以上卒中征象，应尽快呼叫"120"急救，并请神经科专科会诊治疗。

问题5：如何有效预防脑卒中发作？

没有发作的人群预防脑卒中发作（一级预防）要做到以下方面：

1. 健康的生活方式

（1）合理饮食。

（2）戒烟限酒。

（3）控制体重。

（4）增加运动。

（5）合理安排生活、学习和工作。

（6）保持良好的心态。

2. 积极控制危险因素

（1）长期、有效地控制和治疗高血压。

（2）定期体检,检测血糖浓度。

（3）检测血脂浓度。

出现以下脑卒中先兆症状者,要及早识别,并尽快到医院急诊科或神经内科就诊,以预防中风发作或加重(二级预防)。

（1）突然头晕、眩晕,或头痛程度突然加重。

（2）肢麻、面麻、舌麻、唇麻、口角歪斜。

（3）暂时性吐字不清或讲话不灵活。

（4）一侧肢体无力或活动不灵活,有的出现肢体抽筋或跳动。

（5）不明原因的突然跌倒或晕倒。

（6）短暂意识丧失或个性和智力的突然变化。

（7）全身明显乏力伴出汗,肢体软弱无力。

（8）恶心、呕吐或血压波动。

（9）整天昏昏欲睡,处于嗜睡状态。

（10）一过性视物不清。

 问题6：脑卒中患者有哪些临床表现?

中风的最常见症状为一侧脸部、手臂或腿部突然感到无力,猝然昏扑、不省人事。其他症状包括：突然出现一侧脸部、手臂或腿麻木,或者突然发生口眼歪斜、半身不遂；神志迷茫、说话或理解困难；单眼或双眼视物困难；行路困难、眩晕、失去平衡或协调能力；无原因的严重头痛；昏厥；等等。

总结而言,脑卒中的临床表现主要集中在言语障碍、运动障碍、感觉障碍以及意识障碍等。言语障碍主要表现为失语,不能说话,或者只能说出几个简单的字词；还有的表现为理解障碍。言语障碍导致病人不能和家人以及医护人员进行有效沟通。运动障碍常见的有偏瘫,表现为一侧面部和肢体瘫痪,导致病人穿衣、吃饭和行走困难,丧失生活自理能力。感觉障碍主要表现为偏身感觉障碍,病人一侧感觉减退甚至丧失（如有偏瘫,则与偏瘫在同一侧),痛温触觉减退甚至丧失,导致病人在日常生活中的危险增加,容易在泡脚沐浴时被烫伤或者有伤口而不自知等。意识障碍表现为意识模糊,甚至出现昏迷。

问题7：脑卒中急性发作后应如何处理？有哪些不能做的？

处理方法：让病人就地平卧,头偏向一侧,解开领口纽扣、领带和腰带等,有假牙也应取出,保证呼吸道通畅。立刻拨打急救电话,及时送医。若家中有血压计,测量血压并记录。

不能做的有：大力摇晃病人或拖拉病人到床上或沙发上,给病人服药或者饮水。

问题8：脑卒中患者主要的治疗措施有哪些？

缺血性和出血性脑卒中患者的治疗措施有所不同。

（1）缺血性脑卒中急性期患者：主要治疗措施包括原发病治疗、早期溶栓、调整血压、防治脑水肿、控制血糖、抗血小板聚集、抗凝治疗、保护脑组织治疗、高压氧舱治疗、中医中药治疗、外科或介入治疗以及早期康复治疗等。

（2）出血性脑卒中急性期患者：主要治疗措施包括脱水降颅压、调整血压、防止继续出血、减轻血肿所致继发性损害、促进神经功能恢复以及防治并发症。

（3）脑卒中患者恢复期患者：主要治疗目标是继续稳定病情,并综合各种康复手段,强化日常生活活动能力训练和其他损害的功能训练(如言语和吞咽等)。

问题9：脑卒中患者急性期和慢性恢复期的主要护理措施有哪些？

脑卒中急性期患者的主要护理措施包括疾病知识宣教和康复指导,合理饮食、日常生活指导,对意识清楚的摄食吞咽障碍患者进行综合神经康复训练与指导,良肢位摆放,偏瘫侧肢体的早期功能锻炼,心理护理等。

脑卒中慢性恢复期患者的主要护理措施包括疾病知识宣教、康复指导和心理护理,根据病人遗留的功能障碍进行康复护理,以日常生活活动能力训练为主,预防复发的知识指导。

(1)疾病知识宣教和康复指导:向病人及其家属提供本病的病因、危险因素、危害、预后等知识,帮助病人及其家属掌握疾病的康复治疗知识以及自我护理方法,帮助分析和消除不利于疾病康复的相关因素,落实康复计划。

(2)良肢位摆放:主张以偏瘫侧卧为主,以增加偏瘫侧的感觉刺激,此时偏瘫侧上肢呈肩关节前屈90°、伸肘、伸指、掌心向上,偏瘫侧下肢呈伸髋、膝稍屈、踝背屈90°,而健侧肢体放在舒适的位置(图1),同时须变换体位,如仰卧位或健侧卧位。仰卧位时,偏瘫侧肩胛骨和骨盆下垫薄枕,偏瘫侧上肢呈肩关节稍外展、伸肘、伸腕、伸指、掌心向下,偏瘫侧下肢呈屈髋、屈膝,足踩在床面上(必要时给予一定支持)或伸髋、伸膝、踝背屈90°(足底可放支持物或置丁字鞋,痉挛期除外),健侧肢体置于舒适位置。健侧卧时,偏瘫侧上肢垫软枕,肩关节前屈90°,伸肘、伸腕、伸指、掌心向下,偏瘫侧下肢垫软枕,呈迈步状(屈髋、屈膝、踝背屈90°,患足不可悬空)。

(3)偏瘫侧肢体的早期功能锻炼包括被动活动和主动活动:

① 偏瘫肢体被动活动:从近端关节到远端关节,每日2~3次,每次5分钟以上,直至偏瘫肢体主动活动恢复。同时嘱患者头转向偏瘫侧,以便于通过视觉反馈和言语刺激促进患者的主动参与。

② 偏瘫肢体的主动活动:包括床上和室内的主动活动。

A. 床上主动活动的方法

a. 双手叉握上举运动:双手叉握,偏瘫手拇指置于健手拇指掌指关节之上(Bobath 握手),在健侧上肢的帮助下,做双上肢伸肘,肩关节前屈、上举运动。

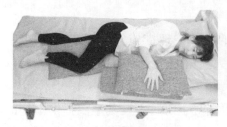

健侧卧位（右侧为患侧）

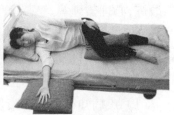

患侧卧位（右侧为患侧）

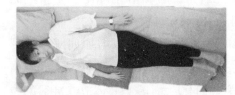

仰卧位（右侧为患侧）

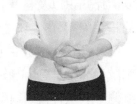

Bobath握手1

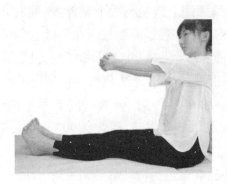

Bobath握手2

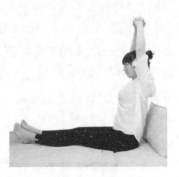

Bobath握手3

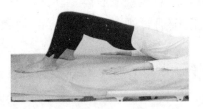

桥式运动

图1　良肢位的摆放和功能锻炼

b. 翻身：向偏瘫侧翻身呈偏瘫侧侧卧，双手叉握、伸肘、肩前屈90°，健侧下肢屈膝屈髋、足踩在床面上，头转向偏瘫侧，健侧上肢带动偏瘫侧上肢向偏瘫侧转动，并带动躯干向偏瘫侧转，同时健侧足踏在床面用力使得骨盆和下肢转向偏瘫侧；向健侧翻身呈健侧卧，动作要领同前，只是偏瘫侧下肢的起始位需他人帮助，健侧位的肢体摆放同前。

c. 桥式运动（仰卧位，屈髋、屈膝、挺腹运动）：仰卧位，上肢放于体侧，双下肢屈髋屈膝，足平踏于床面，伸髋使臀部抬离床面，维持以上姿势并酌情持续 5～10 秒。

B. 室内主动活动的方法

a. 坐位训练：患者病情稳定后可以进行由卧位转入坐位的训练。卧床时间较久后进行坐位训练要逐步进行，慢慢适应。具体步骤为：先抬高床头30°，坐10分钟，若无头晕心慌，以后从45°到90°，时间从30分钟到1小时逐渐增加，同时要注意预防直立性低血压。床上能平坐，然后双腿下垂，端坐训练达到坐位三级平衡功能。

b. 立位训练：立位训练开始，先以健侧下肢负重，逐渐再过渡到双下肢负重。从坐位到立位的康复训练方法主要有：

i. 以健手支撑床面，转移到床边双脚摆正位置，双手十指交叉（患肢大拇指在最上面）前举并弯腰，将身体前倾，利用重心的前移抬臀而使身体直立。

ii. 在病人腰间系一根宽的布带子，护士站在患者对面，嘱患者以健手搂住护士颈部，由护士用双手提拉患者腰间宽带使其成立位。

iii. 步行训练：经过站立训练并能保持身体平衡者（达到三级站位平衡）可以进行步行训练。目前有些康复机构也有专门帮助患者进行站立训练的设备。

C. 活动时的注意事项

a. 指导和纠正患者不正确的姿势和步态，嘱患者在步行训练中抬头向前看,以利于保持身体平衡。

b. 步行训练时,在患者腰间系宽布带,护士牵拉布带既可利用其保障患者安全,也可以协助患者进行起立行走训练。

c. 初期步行训练可在步行平衡双杠中进行,这样有助于纠正足下垂和足内翻。

d. 在有步行训练机器人的条件下,可以利用这个设备进行步行训练。

e. 训练时不可强行牵拉患侧肢体,以免造成二次损伤。

(4)日常言语训练:鼓励患者开口讲话,一有进步就予以表扬,以增强其信心。和失语症患者谈话时速度要慢,力求简练、通俗、易懂;患者听不懂时要耐心指导;患者不能用语言回答问题时,可用点头、摇头回答;患者谈话时医护人员要认真听,并及时点头反馈,以示鼓励,必要时可配合手势、实物或图片以促进理解。

(5)心理护理:及时发现患者因疾病所致残损、预后不良或康复缓慢等带来的痛苦、焦虑、悲观或恐惧等心理,帮助其调整心理状态,使其积极乐观地面对现实,主动训练,争取最大限度地生活自理和回归社会。要求患者家属、朋友或同事等社会成员共同参与到患者的康复中,为患者提供全方位的帮助和心理支持。积极的社交活动是促进患者脑功能恢复的最有效手段之一。

(6)合理饮食及日常生活指导:内容详见"问题10"和"问题11"。

 问题10:脑卒中患者在日常饮食方面需要注意哪些?

首先应考虑患者的进食能力以及有无合并其他疾病。对于有吞咽障碍者,须注意防止其误吸,确保进食安全,必要时遵医嘱给予肠内营养;对于因肢体活动功能障碍不能自行进食者,尽量鼓励其用健侧手进食或者家人协助喂食;有高血压、糖尿病等基础疾病者则应根据基础疾病选择相应的健康饮食。

其次,脑卒中患者日常饮食应少食多餐,多吃新鲜蔬菜和水果,在确保营养全面和均衡的同时应避免高油脂、高热量、高盐类饮食。同时还须戒烟、限酒,忌用兴奋神经系统的茶或咖啡等。

问题11: 脑卒中患者在日常生活中需要注意哪些方面?

日常生活中脑卒中患者必须注意以下几个方面:

1. 改变不良生活方式

(1)合理安排工作,避免过度疲劳。

(2)注意休息和娱乐,多参加朋友聚会和有益的社会活动。

(3)适当运动,保持血压稳定,控制血脂、血糖。

(4)减少对他人的依赖,做力所能及的家务活动。

(5)戒烟限酒,维持合理饮食习惯。

(6)保持心情愉快、平和等。

2. 生活设施和环境改造

多数脑卒中患者发病后会遗留有肢体活动功能障碍,因此必须改造家庭中的某些生活设置,以利于患者行动。如去除门槛,采用坐式便器,降低床高度约40厘米,走道处、坐便器旁宜增加扶手,采取横执式门把手而不是圆形抓握旋转式,使用把手较粗的餐具和用具等。

3. 预防意外

(1)脑卒中患者在进行起床、坐起或低头系鞋带等体位变换时动作宜缓慢,转头不宜过猛过急。

(2)洗澡时间不宜过长;平时外出应有人陪伴,要注意防止跌倒。

4. 积极治疗和控制慢性病

对于高血压、心脏病和糖尿病等慢性病应积极予以治疗和控制。

5. 定期复查,及时就诊

定期复查,密切观察病情变化,有意外情况时及时到正规医院就诊。

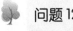问题12：脑卒中患者为什么要进行运动锻炼？锻炼时有哪些注意事项？

运动对于脑卒中患者好处多多，如：可以促进肢体运动功能恢复；提高认知功能，从而提高生活自理能力；改善肌肉血液循环，促发神经重塑，减少脑卒中复发的风险；等等。因此，脑卒中患者在病情允许的情况下一定要尽量进行适当运动。脑卒中患者进行运动锻炼应该注意以下几方面：

1．时间

首先，脑卒中患者在生命体征稳定48小时后即可进行早期活动，合理的早期活动不仅是安全的，而且对恢复没有坏处只有益处。因此，推荐脑卒中患者运动锻炼开始的时间为发病后生命体征稳定后48小时。急性期脑卒中患者开始运动时，只需要几分钟活动即可，此后可在没有感觉到不适的前提下，每天比前一天多锻炼几分钟，根据住院期间治疗安排，可在每日输液前（晨起后）运动5～10分钟，输液完（晚饭前或晚饭1小时后）运动10～15分钟。出院回家后每日运动2～3次，每次时间以自己可以耐受为宜，每日运动总时间以不少于1小时为佳。恢复期后的脑卒中患者须养成终身运动（每周不少于5日）的习惯。

2．方式

在急性期，运动的主要目的是促进肢体运动功能恢复，提高生活自理能力，所以运动方式应多与日常生活活动密切相关，比如主动抬高患侧肢体（无法主动完成者可以选择Bobath握手方式，利用健侧肢体带动患侧肢体）、桥式运动、关节被动运动、坐起训练（详细方法见上文中的"问题9"）等。鼓励患者尽可能采用主动运动或者主被动运动相结合的方式进行锻炼（图2）。

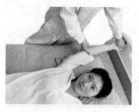

患侧被动运动上肢1

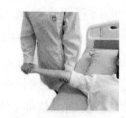

患侧被动运动上肢2

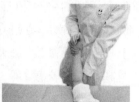

患侧被动运动上肢3

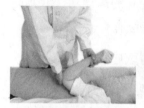

患侧被动运动上肢4

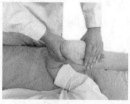

患侧被动运动上肢5

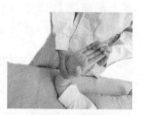

患侧被动运动上肢6

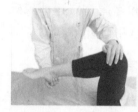

患侧被动运动下肢1

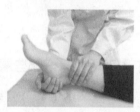

患侧被动运动下肢2

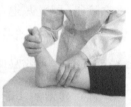

患侧被动运动下肢3

图2　患者上下肢的被动运动

　　当生活基本恢复至自理水平后,慢性期的脑卒中患者可根据自己的活动功能进行中低强度的有氧训练(快走、慢跑、骑自行车、游泳、健身操等)和力量训练(利用健身房的训练器械如哑铃、杠铃、弹力带做俯卧撑、引体向上等),或两者相结合,以提高心肺功能和肌肉力量。

3. 注意安全并持之以恒

　　(1)运动安全。无论是在运动功能还没有完全恢复的急性期,还是在已经可以生活自理的慢性期,患者均应把运动安全放在第一位。刚开始运动的时候,最好有人陪同,在确保安全的情况下可以单独运动。运动应注重循序渐进,逐渐延长运动的时间,逐步加大运动的强度和难度,以免强度过大或运动过量等造成危险。例如:第一次练习站立 2 分钟,每天增加 1 分钟;第一次练习患肢上抬到下巴高度,每天增加一点高度,练习至鼻子高度和额头高度及超过额头高度;等等。运动时要确保身体平衡,避免跌倒等意外。需要扶持他物的时候,要确保物体稳定牢固。

(2)运动需要持之以恒。当康复进入瓶颈时应该咬牙坚持。在生活能够自理后,也要继续运动,以维持现有的运动功能并预防复发。运动的有益效果只有长期坚持才能持续存在。

问题 13:脑卒中会导致哪些功能障碍或后遗症?

脑卒中可能会导致的功能障碍主要包括言语障碍(不能正确自主表达、不能正确理解他人说的话和阅读书写能力有障碍等)、感觉障碍(感觉减退、过敏、过度、异常、倒错和疼痛等)、运动障碍(瘫痪如偏瘫、不随意运动如震颤和共济失调)和吞咽困难等。

问题 14:脑卒中患者可以采取哪些康复措施?

针对残留的功能障碍,脑卒中患者可以采取物理治疗、作业治疗和运动治疗相结合的多种康复措施,常见的有针灸、理疗、按摩、有氧运动、肌力训练、日常生活能力训练等。在患者可以进行主动性功能训练的时候,以鼓励患者主动训练为主,尽量达到足够的训练强度。可使用各种方法激发病人产生强烈的康复动机和康复训练兴趣,主动积极配合各种康复训练。

问题 15:脑卒中后如何对瘫痪肢体进行康复训练?

脑卒中后瘫痪肢体的康复训练主要包括坐位平衡训练、站位平衡训练、行走能力训练、日常生活能力训练等。

坐位平衡训练、站位平衡训练和行走能力训练前文已有介绍,这里介绍一下日常生活活动训练。

1. 日常生活能力训练的目的

日常生活能力训练是为改善或恢复基本的日常活动能力如

衣、食、住、行、个人卫生等而进行的一系列训练活动,是作业治疗的基本方式之一。其训练的目的在于建立或维持病人基本的日常生活活动,调动或发展身体的潜能,使其达到生活自理,或把生活依赖性降低到最低限度,同时改善病人躯体的其他方面功能,如灵活性和协调性,并增加活动能力,使其能独立或借助最少的帮助完成各种体位转移,在社区内进行社会活动。

对不能自己完成日常活动的患者,应通过评估,找出存在的主要问题及解决问题的简易方法,决定何时给予何种帮助,并训练病人学会使用各种基本的日常生活辅助器具。

2. 日常生活能力训练的方法

日常生活能力训练的方法多种多样,常见的有:

(1)更衣,如穿脱不同式样的上衣、裤子、袜子和鞋。

(2)进餐,如准备食物和使用餐具。

(3)个人卫生清洁,如洗脸、刷牙、修饰、洗澡、大小便及便后卫生等。

3. 日常生活能力训练的注意事项

(1)由易到难,保证安全。

(2)训练内容与病人实际生活需要相结合,训练方法灵活多变。

(3)尽可能发挥患侧肢体功能。

(4)尽可能在真实的生活情境中进行。

(5)充分鼓励患者,发挥其积极性。

第二章 老年期痴呆

 问题1:什么是老年期痴呆?

老年期痴呆是指老年人(>60岁)出现持续时间较长的智能损害,表现为记忆、计算、思维、语言、定向力和情感障碍以及人格的改变,并出现社会活动能力和自身生活能力的减退。老年期痴呆是人类在衰老过程中的一种常见病、多发病和难治性疾病,是一组慢性进展的大脑智能损害的衰退性疾病。

 问题 2:如何对老年期痴呆进行分类?

目前国际上对老年期痴呆主要有以下分类:

(1)老年性痴呆:主要指阿尔茨海默病(Alzheimer's Disease,AD),有家族遗传性和散发性两种。家族遗传性老年性痴呆(FAD)又分为早发型(EOFDA,又叫早老性痴呆,多在 40~60 岁发病)和晚发型(LOFDA,多在 65 岁以上发病),是常染色体显性遗传疾病。

(2)血管性痴呆:有多种类型,如多发梗死性痴呆(MID)、多发性腔隙性痴呆、宾斯旺格(Binswanger)病、脑淀粉样血管病变、脑低灌注状态所致的痴呆以及出血性痴呆等。

(3)混合性痴呆:指既有老年性痴呆又有血管性痴呆或其他类型痴呆。

(4)其他类型的痴呆:如脑外伤、一氧化碳中毒、B 族维生素缺乏等引起的痴呆。

 问题 3:老年期痴呆的典型症状有哪些?

老年性痴呆起病缓慢,早期很难诊断。本病在 70 岁以下发病者较少,通常在 75 岁以上发病,且女性多于男性。发病以缓慢渐进为最多,与正常老年人相比,最初患者生理迟钝稍明显;几乎所有患者都特别健忘,即有记忆障碍;同时对时间和地点的定向力也逐渐丧失,如不清楚自己在何地,出了家门就找不到家,不记得今天是何年何月何日等;计算力发生障碍,连做简单的加减法也困难;思维呈片断性,大事被忽略,琐事却纠缠不清,智力呈全面均等减低,同时伴有情感迟钝。常出现各种毫无意义的重复活动,处理日常生活的能力有明显下降;有的出现幻觉,如幻听、幻视等,有的出现妄想;到晚期出现个性和人格的改变,表现为自私、主观、急躁、易怒、不理智、焦虑、多疑、说话杂乱无章、丧失读写能力、对人淡漠,继而发展为完全茫然而无表情,小儿样欣快症状很突出,最后逐渐消瘦、走路不稳、动作迟缓,有时出现偏瘫,以致卧床不起、大小便失禁、压疮,终至死亡。

问题4：老年期痴呆的病因有哪些？

老年期痴呆的病因目前还不是很明确,但其发生与许多因素有关。现代医学研究表明,很多病理过程,如神经变性、脑血管疾患、外伤、颅内肿瘤、感染、脑脊液循环障碍、中毒、代谢异常、内分泌疾病、营养不良等均可引起老年期痴呆。具体病因有：

（1）变性性疾病：有阿尔茨海默病、皮克病（脑叶萎缩症、Pick病）、慢性进行性舞蹈病（亨廷顿舞蹈病）、帕金森病（Parkinson病）、进行性核上瘫、脊髓小脑变性等。

（2）血管性疾病：有脑动脉硬化、脑血栓形成（包括腔隙状态和动脉硬化性皮质下脑病等）、脑栓塞、脑出血及血管炎症。

（3）外伤：包括外伤后脑病、拳击家痴呆。

（4）颅内疾患：包括脑瘤、脑脓肿、硬膜下血肿、脑积水（正常颅压脑积水）、多发性硬化等。

（5）内分泌和代谢疾病：包括甲状腺功能低下和亢进、肾上腺功能低下和亢进、甲状旁腺功能低下和亢进、低血糖和高血糖、肝性脑病、尿毒症性脑病、透析性痴呆、严重贫血、垂体功能低下、缺氧、慢性电解质失调、系统癌肿的远隔效应等。

（6）营养缺乏：维生素 B_{12}、B_6 及叶酸缺乏。

问题5：如何诊断老年期痴呆？

诊断老年期痴呆要分两步进行：第一步诊断是否存在痴呆,第二步诊断属于哪一种痴呆。

1. 诊断痴呆

诊断痴呆要进行多级神经功能的检查,目前临床上多采用美国精神病学会第三版《精神病的诊断和统计手册》中的痴呆诊断标准。

（1）智力丧失的程度影响了患者的社会和职业活动。

（2）记忆力障碍。

（3）至少具有下列症状之一：抽象思维障碍，判断力障碍，失语，失认，失用，人格改变。

（4）无意识障碍。

（5）与特异的器质性因素相关，如脑肿瘤、脑积水、脑炎等。同时可采用智力量表测定患者的智力，常用的有长谷川、弗斯特智力量表、韦氏成人智力量表及我国心理所编制的记忆量表等，以协助诊断。

2. 确定痴呆的类型

可采用气脑造影、CT、磁共振、脑电图、脑血管造影等协助诊断。

问题6：老年期痴呆的病程如何进展?

下面一段文字十分形象地描绘出了老年期痴呆的病程进展情况：

当一个人慢慢变老，一天早晨，刚吃过早饭的老奶奶指着牛奶瓶对家人说："把牛奶给我，我还没吃早饭。"一段时间后，她总是找不到自己的物品，还是会指着牛奶瓶说："把那个东西给我。"再过一段时间，她连自己居住多年的家都找不到了，被警察送回家（定向力丧失）。之后逐步连自己的生日也想不起来了（远记忆力丧失）。同时，原本慈祥善良的老奶奶变成了恶妇人，不讲道理、辱骂攻击身边的人（器质性精神障碍）。到最后，她像一个婴儿，吃喝拉撒完全靠别人照顾，没有任何喜怒哀乐。

问题7：老年期痴呆会遗传吗?

有些老年期痴呆与遗传有着密切的联系，有些则与遗传无直接联系，如血管性痴呆。

在老年期痴呆中有一种疾病叫慢性进行性舞蹈病（亨廷顿舞蹈病），这是一种罕见的单一常染色体显性基因遗传性疾病。此病患者的子孙约有半数会发病,各代的显示率几乎达100%,没有一代能幸免。虽然我国个案报道无家族史,但有一个家系三代人同时患此病者达10人。虽然老年期痴呆的病因未明,但学者们认为遗传因素可能是主要病因之一。国内外许多研究都证明,老年期痴呆患者的后代有更多机会患此病。遗传方式目前仍不清楚。有人认为是显性基因遗传;有人则认为是隐性基因遗传;也有人认为是多基因常染色体隐性遗传,且遗传作用可受环境因素和遗传因子的突变所制约,以致中断其遗传作用。也有一些研究认为老年期痴呆属非遗传性疾病。

 问题8:哪些老年人是易患痴呆的危险人群?

研究表明,某些人群有较大的罹患痴呆的可能性,或者受痴呆的影响会更为严重些。这些人群是:

(1)65岁以上的独居老人。

(2)最近丧失亲人的鳏寡老人。

(3)最近出院的老人。

(4)需要家庭帮助或其他社区服务的老人。

(5)无论是由于什么原因,凡已申请进入收容护理机构或已申请对生活给予更多照顾的人。

 问题9:老年期痴呆治疗的目的是什么?

(1)延缓或阻止痴呆程度的加重。

(2)减轻痴呆症状和改善记忆功能。

(3)抑制和逆转老年原发性退行性痴呆早期的关键性病理改变的发生。

(4)提高痴呆患者的日常生活能力,改善其生活质量。

(5)减少并发症,延长存活期。

 问题10:对老年期痴呆病人应怎样进行家庭护理?

老年期痴呆呈慢性病程,患者智力逐渐衰退。目前对老年期

痴呆尚无特效药物治疗,故重点应放在对患者的家庭生活调养上。具体包括以下内容:

1. 帮助料理患者的日常生活

痴呆老人在卫生、饮食、大小便、起居等日常生活方面自理能力差,需要家属督促或协助。

(1)痴呆老人应按时起床、就寝、进餐,使生活接近正常规律,不可因为不上班而放松要求。

(2)维持良好的个人卫生习惯可减少感染的机会。个人卫生包括皮肤、头发、指甲、口腔等的卫生,要求早晚刷牙、洗脸,勤剪指甲,定期洗头、洗澡、勤换内衣、被褥。医护人员应对其给予卫生指导,采取措施制止不卫生行为,如随地大小便、捡地上的东西吃等。

(3)饮食上应保证患者营养物质的供给。

(4)关心患者的冷暖,随季节增减衣服。必须强调的是,帮助患者料理个人生活,并不是什么都去帮助患者做,也不是看着患者自己去做就不管了,而是进行督促、检查和指导,其目的是保障患者生活上的需求,训练生活自理能力,延缓智能衰退。

对于因躯体移动困难而不能进行日常正常活动的患者,家属应设法帮助患者完成每天必须或患者希望进行的必要活动,以满足患者生活或心理上的需要。家属千万不要为了图省事,一切包办。

2. 病情观察与特别护理

(1)尽早发现异常,及时应对。老年期痴呆患者在早期除了有记忆力减退、反应迟钝、行动缓慢等一般精神衰老的表现以外,个性改变是最常见和最引人注目的症状,如患者变得孤僻、自私、冷淡、情绪不稳、易冲动等。尽早发现这些早期精神异常现象,有助于及时进行医治,以避免病情进一步发展。

① 对于意识障碍且处于兴奋状态者,要观察其有无发烧、尿潴留等异常,并及时予以解除。

② 对患者的某些反应,医护人员及家属要给予一定的重视,

不要都看成是胡言乱语而不予以理睬。

③ 对于有冲动、伤人、自伤、逃跑等病态行为者,要提高警惕,注意防范,专人照管,尤其对有自杀或逃跑企图的患者要严加防备,同时还要对其进行精神安慰,切记不要责备,以免增加对立情绪。

(2)保障患者日常生活安全。日常生活中,尽可能让患者处于相对安全的环境,以免发生意外。

① 尽可能不让患者直接接触电源、煤气等;水井要加盖、上锁;家中剪刀、绳子、火柴、热水瓶、药品、化学日用品等应该放在较安全、不易触及的地方;患者所服的药品要代为妥善保管好,以免发生意外。

② 室内的家具尽量不要有棱角,以免碰破或刺伤老人。

③ 对有严重特殊行为或病情不稳的患者,尽量避免其外出活动,必要时可住院治疗。

3. 经常安排老人外出参加活动

(1)家庭成员应该尽可能经常和老人在一起活动,可以根据老人平时的爱好,鼓励其多参加活动,不要让老人天天坐在电视机前。外出活动尽可能有家人陪伴,防止患者被车撞、跌倒或发生意外。

(2)可以给老人挂上一个胸牌,牌子上注明家庭住址和联系电话,以防止老人走失找不到家。

(3)保证患者每天有足够的睡眠时间。

4. 加强患者的功能训练

(1)进行个人日常生活能力训练、拉家常、做家务、社交都可改善或延缓患者的智能衰退。家属应多与患者交流,鼓励患者广交朋友和参加社会活动。通过交谈,患者的言语、思维等能力可以得到训练。

(2)瘫痪的患者要加强肢体功能康复训练,防止关节挛缩、肌肉强直。

（3）早、中期痴呆患者可在家属的带领下做一些力所能及的家务,如拖地、擦桌子、择菜等。

注意:功能训练应注意劳逸结合,不要让患者感到疲劳。

5. 注意患者的饮食卫生

（1）老年期痴呆患者多数会因缺乏食欲而少食甚至拒食,这样会直接影响营养的摄入。对这些患者,要选择营养丰富、清淡宜口的食品,保证其吃饱吃好。

（2）对吞咽有困难者应给以缓慢进食,不可催促,以防噎食及呛咳。

（3）老人的一日三餐应该定量、定时,保证患者良好的食欲,注意荤素搭配,花样翻新,食物温度适中,注意食物无刺、无骨,易于患者咀嚼和消化。尽量保持患者平时的饮食习惯,对于不能控制自己饮食、没有饥饱感的患者,一定要控制其每餐的食量,以免吃得太饱。

6. 心理护理

由于精神因素与老年期痴呆关系密切,所以,做好老年期痴呆患者的心理护理尤为重要。

（1）要注意尊重患者,用诚恳的态度对待患者,切忌使用刺激性、讽刺性语言,神情应祥和。

（2）鼓励患者增强战胜疾病的信心,有针对性地掌握患者的心理状态,然后有计划、有目的地与患者进行个别交谈,解决其思想上的问题。

（3）在沟通时医护人员及家属要注意掌握一定的谈话技巧,使患者消除不必要的思想顾虑,以促进疾病的稳定与缓解。

7. 改善家庭环境

家庭设施应便于患者生活、活动和富有生活情趣。家庭要和睦温暖,避免一切不良刺激,让患者体会到家人对他的关心和支持,鼓励患者树立战胜疾病的信心。

8．开展有益于身心健康的活动

可以鼓励患者养花、养鱼、画画、散步、打太极拳、读报、听听轻松的音乐、做一些力所能及的家务，让患者充分感受到生活的乐趣，分散病态思维，保持轻松、愉快的心情。

问题 11：护理痴呆老人有哪些禁忌？

（1）忌精神刺激：人到老年之后，气血亏虚、营养不调，五脏六腑功能日益衰退，如果老人在这个自然衰老过程中受到外界的不良精神刺激，往往容易发生老年期痴呆。老年人应以积极的心态生活，做到乐观、愉快、宽宏大量、热爱生活，以防止智能衰退；同时还应保持与周围环境及人群的接触，以延缓心理的衰老过程。

（2）避免损害脑细胞：脑血管疾病、内分泌疾病及脑炎、颅外伤、慢性中毒均是老年期痴呆发病的诱因。在老年患者需要长期服用降压药、镇静安定剂等药物的情况下，医护人员及家属应注意密切观察其药物副作用，以便能够有针对性地在早期采取应对措施。

（3）忌营养摄入不足和饮酒吸烟：老年期痴呆与饮食有着很密切的关系。研究发现，牛奶、鸡蛋、鱼、肉、动物肝脏等含优质蛋白的食品对大脑功能有强化作用，吃足量的蔬菜、水果及豆制品可补充维生素 B、维生素 C、维生素 E，防止营养不足引起的智能障碍。吸烟会使体内小动脉收缩变窄、加重病情，所以老年人应戒烟，同时也要避免过量饮酒。

问题 12：老年期痴呆患者的营养原则是什么？

（1）适当限制热能的摄入，每日摄入热能应与消耗的热能保持平衡，饮食饥饱适中，体重不宜过重。

（2）低脂肪饮食，以植物油为主，脂肪占总热能的百分比小于或等于 25%。

（3）蛋白质的摄入以优质蛋白为主，如鸡蛋、鱼、瘦肉等。

（4）注意给予低糖饮食。因为过多地食糖，特别是精制糖摄入过多,易出现神经过敏或神经衰弱等障碍。

（5）维生素 A、维生素 B_1、维生素 B_2、维生素 C、维生素 E 要充足,多吃新鲜蔬菜和水果。

（6）要注意微量元素的补充,如铁、钙、硒等。

（7）食物烹调注意色、香、味,不吃油煎、烟熏食物。

（8）少食多餐,不暴饮暴食。

（9）不吸烟,不饮烈性酒。

 问题 13：老年期痴呆的预防原则有哪些？

老年期痴呆的预防要从中年开始做起。

（1）避免精神刺激,注意饮食,调节情志,保养肾气而固根本。过度的精神刺激,如大怒、忧伤等对人的大脑组织有较大的危害。

（2）注意智力训练,合理安排生活,培养多种爱好和兴趣,多进行社会交往,勤于动手,多用脑。琴、棋、书、画均能陶冶情操,延缓大脑老化。

（3）多吃易于消化又富含营养的食物,应增加蔬菜、水果的摄入量,并保证足够的蛋白质。

（4）避免脑动脉硬化及脑血栓等疾病的发生,防止脑外伤,保证充足的睡眠,防止疲劳过度,避免脑供血不足或脑循环障碍等疾病的发生。

（5）坚持适度锻炼,体育锻炼既可强身健体,也可锻炼小脑的共济能力。经常活动四肢,身体各部位才能协调好,也就不容易出现认知功能衰退和运动失调,同时对记忆也有明显的帮助,有助于推迟大脑的老化。

（6）戒烟忌酒,控制血压和血糖,降低血脂和血液黏稠度等措施也必不可少。

此外,防止食物或药物中毒及缺氧等对大脑功能的损害也是十分重要的。如果发现进行性记忆障碍,认知功能和计算能力明显下降等,应到医院就诊,以获得恰当的正规治疗。

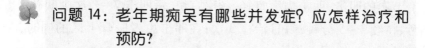

问题 14：老年期痴呆有哪些并发症？应怎样治疗和预防？

老年期痴呆病人的病情到较晚期时可出现一些并发症，常见的有抑郁状态、尿失禁、肌强直、恶病质、震颤等。

（1）对痴呆造成的抑郁状态，可应用抗抑郁药物，如多虑平（多塞平）、丙咪嗪、阿米替林。出现失眠者可试用地西泮、硝西泮、艾司唑仑等药物治疗。抑郁的特点是对自身经历、自我想象和未来的一种消极思考。对抑郁病人的识别疗法是让病人的注意力避开消沉的偏见，让病人多看到积极方面并且重新参加日常活动，将每件事都看作是成功的收获。这种基于心理和认知改变的方法，对某些患者甚至可以起到和抗抑郁药类似的疗效。

（2）出现帕金森病症状如震颤、少动等表现时，可给予苯海索（安坦）、左旋多巴、金刚烷胺、溴隐亭等治疗。为减少左旋多巴的副作用，也可选用含有复合成分的美多巴、息宁片等。除药物治疗外还要加强训练，包括关节活动范围的训练、肌力的训练、呼吸运动及发音练习、姿势矫正等方面的训练。

（3）老年期痴呆晚期时，病人生活不能自理，无法正常进食，可产生恶病质和尿失禁。这时的治疗应采用对症治疗，如保留导尿及输液、补充高能营养、鼻饲治疗（应尊重患者自身意愿，如患者已失去决策能力，应与患者家属商定）等。

问题 15：怎样预防老年期痴呆者发生尿失禁？

预防老年期痴呆患者尿失禁的发生可采取以下措施：全身运动和膀胱功能训练，慎用致尿失禁的药物。膀胱功能训练由四部分组成，包括：

（1）改善盆底肌控制能力训练。采用凯格尔（Kegel）盆底肌训练法，即指导患者主动收缩耻骨尾骨肌，每次收缩持续 10 秒，重复 10 次，每日训练 3~5 组。

（2）排尿反射训练。治疗师用手指在患者耻骨上区部位进行有节奏的叩击,叩击力度宜轻、频率宜快,每叩击 7 ~ 8 次则间歇 3 秒,持续 3 ~ 5 分钟,每日治疗 3 次;在叩击患者耻骨上区的同时,嘱其用力做排尿动作。

(3)代偿性排尿训练。治疗师将双手拇指置于患者两侧髂嵴部位,其余手指放在膀胱顶部(即脐下方),逐渐向内下方施压,也可用拳头由脐部向耻骨方向滚动挤压,直至无尿液排出。加压时动作须缓慢、轻柔,每次治疗持续 5 分钟,每日治疗 3 ~ 5 次。

(4)饮水控制训练。要求患者养成定时、定量饮水及按时排尿的习惯,每日总饮水量应在 2000 毫升左右,每次饮水量应＜400 毫升,饮水与排尿间隔时间一般为 1 ~ 2 小时。通过进行膀胱功能训练,可在一定程度上加强或改善膀胱逼尿肌与括约肌间的协同性,有利于正常排尿反射的形成。通过饮水控制、定期排尿等措施,可以训练患者排尿反射功能,促进膀胱功能改善。

问题 16：如何防止老年期痴呆患者跌倒?

老年期痴呆患者由于视力与听力下降、平衡功能减退、肌肉无力、协调功能退化、易激惹、冲动等原因,很容易发生跌倒意外,导致受伤或骨折等。为防止老年期痴呆患者跌倒,应注意以下几点:

(1)稳定患者的情绪。当患者焦躁不安、易激惹、兴奋时尽量用语言安慰疏导,满足其合理要求,多给予生活上的关心协助,防止患者在躁动中跌倒、坠床。让患者心平气和,可以减少跌倒的发生。

(2)房间设施应便于患者活动。床铺要低矮,便于上下床,两边设有护栏;厕所使用坐式马桶并设有扶手架;地面要防滑,最好使用木质地板,保持平坦干燥、无积水、无障碍物;通道明亮,不要堆放东西。

(3)生活上要给予照顾和协助。行动不便与步态不稳者要搀扶其上厕所、散步等,防止患者活动时跌倒。

(4)适当增加肌肉力量训练,如弹力带训练、半蹲等静力性练习。

(5)穿防滑鞋子。

案例与思考

老年期痴呆患者的居家护理个案

张老伯今年67周岁,患老年痴呆1年多,主要表现为感情淡漠、认知障碍、语言功能障碍、定向障碍、无法独立完成日常生活活动。平时由张老伯的家人对他进行基本的生活照料,但由于家人没有接受过正规的护理培训,缺乏对老年痴呆最基本的了解和护理常识,导致张老伯出现过误吸、误服、跌倒、走失等意外状况,并且家人长期承受着体力、心理上的重负,自身的生活质量也受到极大的影响。

一天,平时照顾张老伯起居的家属到社区卫生中心寻求帮助,护士小李在了解了张老伯的基本情况后,为他的家人提供了一些护理指导。具体指导内容和注意事项如下:

1. 保持良好的沟通

张老伯由于智力减退,无法与家人保持正常交流,家属应耐心友好地与老伯沟通,若他情绪急躁,应尽力安抚,根据张老伯的性格特点采用他最容易接受的方式,使其保持愉快的心情,积极配合家属给予的各项护理。要有一颗宽容的心,接受张老伯表现出的各种状况,竭尽全力给他最好的护理。

2. 饮食指导

张老伯常常因缺乏食欲而少食甚至拒食,这样会直接影响营养的摄入,家属要选择营养丰富、清淡宜口的食品,保证其吃饱、吃好。张老伯吞咽有困难,家属应给以缓慢进食,不可催促,以防噎食及呛咳。老人的一日三餐应该定量、定时,注意荤素搭配,花样翻新,食物温度适中,食物应无刺、无骨,易于咀嚼和消化。尽量保持张老伯平时的饮食习惯,如果发现他不能控制自己饮食、没有饥饱感,家属一定要控制其每餐的食量,以免吃得太饱。

医护人员特别提醒张老伯要低糖饮食,以免出现神经过敏或神经衰弱等障碍。此外,还要多吃新鲜蔬菜和水果,不吃油煎、烟熏食物;不吸烟,不饮烈性酒。

3. 注意大小便护理

医护人员指导张老伯家属注意观察老伯的大小便颜色、量及次数,有无便秘、腹泻、尿失禁等。观察张老伯的排泄间隔时间,定时给予便盆、尿壶,并督促他排便、排尿,有意培养张老伯定时排便的习惯。

4. 保证良好的睡眠

白天,家属应让张老伯保持情绪兴奋,可适当增加他的活动量,避免他白天睡觉、晚上吵闹不休。晚上入睡前可用温水给张老伯泡脚,使他保持情绪平静,从而尽快入睡;保证张老伯的睡眠时间和睡眠质量。

5. 居家安全护理

张老伯外出时一定要有家属陪伴,以免迷路或走失。家属进出时注意锁门,时不时要查看张老伯的情况,避免他趁家人不注意独自外出。另外,可在张老伯衣袋中放置写有老人姓名、地址、家属电话的联系卡,注明为老年痴呆患者,以便万一其走丢后爱心人士和警方能第一时间联系家属。

防跌倒、受伤:由于张老伯平衡能力较差且有脑功能障碍,为避免其摔倒受伤,家属要做好地面防滑工作,家具应简化,不能有尖角,不要经常更换位置,最好装有扶手。

6. 防误吸、误服

每天进食前家属可指导张老伯做 3~5 次的吞咽功能训练,并根据张老伯的病情提供不同食物,严重的话可准备粥和糊状的食物。张老伯进食不宜过快,进食后不宜平卧,以防食物反流进入呼吸道而引发生命危险。家人要监督张老伯每天按时按量服用医生所开药物。

7. 记忆力训练

让张老伯辨认识字卡、颜色各异的蔬菜、水果、动物及各种图形。反复给老伯讲基本生活知识及近期发生的大事,帮助他回忆过去美好的生活事件及最喜欢的物件,加强张老伯近期及远期记忆力的训练。

8. 定向力训练

用醒目的标记对卧室、床铺、卫生间等做出标识,便于张老伯识别。家属要反复宣讲,每天让张老伯坚持训练,减少定向障碍,最大限度地恢复他的独立生活能力。

9. 自理能力训练

家属应坚持训练张老伯的生活自理能力,尽可能让他独立完成自身的生活起居,鼓励张老伯,甚至可以引导他做一些简单的家务,减少对他人的依赖。

第三章　帕金森病

问题1: 什么是帕金森病?

帕金森病又称震颤麻痹症,是一种中老年人常见的神经系统变性性疾病,临床表现为静止时肢体不自主地震颤、肌肉僵直、运动迟缓以及姿势平衡障碍等,晚期会导致病人生活不能自理。此病是在 1817 年由英国医生詹姆士·帕金森首先描述的,后来就以他的名字命名此病。

问题2: 帕金森病有哪些临床表现?

帕金森病的起病缓慢,早期症状并不十分明显,且存在个体差异,一般会出现以下这些症状:

（1）静止性震颤。震颤往往是发病最早期的表现，通常会出现单侧手指搓丸样运动，其后会发展为同侧下肢和对侧肢体在静止时出现不自主的有节律的颤抖，变换位置或运动时，症状可减轻或停止。震颤会随情绪变化而加剧。

（2）肌肉僵直。早期多从单侧肢体开始，患者感觉关节僵硬及肌肉发紧。影响到面肌时，会出现表情呆板的"面具脸"；影响到躯干、四肢及膝关节屈曲的"三曲姿势"也较多见。

（3）行动迟缓。早期患者上肢的精细动作变慢，如系鞋带、扣纽扣等动作比以前缓慢许多，甚至无法顺利完成。行走时起步困难，一旦开步，身体前倾，步伐小而且越走越快，不能及时停步，即"慌张步态"。

（4）合并其他症状。有时患者还会合并出现语言减少和声音低沉单调、吞咽困难、流涎、睡眠障碍、抑郁或痴呆等症状。

 问题3：帕金森病和帕金森综合征是一回事吗？

我们通常所说的帕金森病与帕金森综合征不是一回事。

（1）帕金森病严格来讲应该称为原发性帕金森病。原发性，顾名思义，就是找不出明确的发病原因。而帕金森综合征，广义来说，包括帕金森病以及继发性的帕金森综合征，还有帕金森叠加综合征（又叫非典型帕金森病）和遗传性相关疾病等。继发性的帕金森综合征通常是由脑外伤、中毒、药物、脑血管病、肿瘤、炎症等原因引起的；帕金森叠加综合征则是指神经系统的其他疾病（比如严重的脑萎缩）伴有帕金森病的某些症状。狭义的帕金森综合征多指的是继发性帕金森综合征、帕金森叠加综合征和遗传性相关疾病等（这个问题里下面部分提到是狭义的帕金森综合征）。

（2）起病表现不同。帕金森病患者通常在中老年起病，而帕金森综合征可以发生在任何年龄组，而且病情进展快，症状比较严重，早期就可能有平衡障碍，容易摔倒，吐字不清。

（3）临床表现不同。帕金森综合征除了具有和帕金森病相同的表现，如运动迟缓、表情呆滞、肌张力增高、震颤等以外，往往还有原发病遗留下的表现,如癫病、偏瘫、头痛等。帕金森病的影像学表现无特征性,而帕金森综合征则常常有相应的改变或特征性改变。

(4)发病机制不同。帕金森病的病因还未知,病理改变主要为中脑黑质多巴胺神经元变性,以致不能产生足够的多巴胺而发病。帕金森综合征中很多则是已知病因,脑的病理改变是大脑、中脑黑质纹状体通路遭到病变破坏,多巴胺神经元变性,以致多巴胺产生不足或不能传输多巴胺来维持正常神经功能所致。

(5)治疗方法不同。帕金森病用左旋多巴替代疗法治疗效果较好,而帕金森综合征的药物治疗效果较差,不像帕金森病患者那样有一个比较明显的药物治疗蜜月期。

问题4:帕金森病如何诊断?

帕金森综合征(这里指的是广义的概念,请参考问题3)诊断的确立是诊断帕金森病的先决条件。诊断帕金森综合征基于3个核心运动症状,即必出现的运动迟缓症状和至少存在静止性震颤或肌强直2项症状中的1项,上述症状必须是显而易见的,且与其他干扰因素无关。对所有核心运动症状的检查必须按照统一帕金森病评估量表(UPDRS)中所描述的方法进行。值得注意的是,MDS(国际运动障碍学会)-UPDRS仅能作为评估病情的手段,不能单纯通过该量表中各项的分值来界定帕金森综合征。

1. 帕金森综合征的核心运动症状

(1)运动迟缓:即运动缓慢和在持续运动中运动幅度或速度下降(或者逐渐出现迟疑、犹豫或暂停)。该项可通过MDS-UPDRS中手指敲击(3.4)、手部运动(3.5)、旋前—旋后运动(3.6)、脚趾敲击(3.7)和足部拍打(3.8)来评定。在可以出现运动迟缓症状的各个部位(包括发声、面部、步态、中轴、四肢)中,肢体运动迟缓是确立帕金森综合征诊断的必需症状。

(2)肌强直:即当患者处于放松体位时,四肢及颈部主要关节的被动运动缓慢。强直特指"铅管样"抵抗,不伴有"铅管样"抵抗而单独出现的"齿轮样"强直是不满足强直的最低判定标准的。

（3）静止性震颤：即肢体处于完全静止状态时出现4~6赫兹震颤（运动起始后被抑制）。可在问诊和体检中以MDS-UPDRS中3.17和3.18为标准判断。单独的运动性和姿势性震颤（MDS-UP-DRS中3.15和3.16）不满足帕金森综合征的诊断标准。

2. 帕金森病的诊断

一旦患者被明确诊断存在帕金森综合征表现，可按照以下标准进行临床诊断：

（1）临床确诊的帕金森病。必须具备：

① 不存在绝对排除标准。

② 至少存在2条支持标准。

③ 没有警示征象（red flags）。

（2）临床很可能的帕金森病。必须具备：

① 不符合绝对排除标准。

② 如果出现警示征象则需要通过支持标准来抵消：如果出现1条警示征象，必须有至少1条支持标准抵消；如果出现2条警示征象，必须有至少2条支持标准抵消；如果出现2条以上警示征象，则诊断不能成立。关于这些标准具体内容，请参考中国帕金森病的诊断标准（2016版）。

 问题5：帕金森病按病情严重程度可以分为几个等级?

帕金森病根据病人身体功能和生活能力障碍水平共分5个等级。

Ⅰ级：一侧肢体出现症状，能力障碍不明显，可正常生活。

Ⅱ级：两侧肢体或躯干都有症状，无平衡障碍，日常生活尚不需要帮助。

Ⅲ级：病人出现站立、步行不稳，身体功能稍受限，日常生活轻度障碍，需要部分帮助。

Ⅳ级：病人出现明显的姿势反应障碍，只能勉强行走、站立，日常生活需要大量的帮助。

Ⅴ级：病人功能和能力障碍严重,不能穿衣、进食、站立、步行等,如无人帮助则被限制在床上或轮椅上。日常生活需要全面帮助。

问题6：帕金森病和帕金森综合征的病因有哪些?

(1)原发帕金森病的病因：本病一般在40岁以后发病,在老龄组内发病率逐步增高。其病因不明,患者脑中的黑质、蓝斑与其他脑干多巴胺能细胞群内有色素性神经元的丧失。黑质有传出纤维投射至尾核与壳核,黑质神经元的丧失会使这些区域内出现多巴胺神经递质的耗竭。

(2)继发性帕金森综合征的病因：最常见的原因是感染(如脑炎后的帕金森综合征),其次是中毒(如一氧化碳中毒、锰中毒等),药物作用(如抗精神病药氯丙嗪、奋乃静、锂盐等,都可能引起帕金森综合征,不过停药后能够好转)、脑血管病(如多发性腔隙性脑梗死)、颅脑损伤、脑肿瘤等均可能引起继发性帕金森综合征。拳王阿里就是因为头部多次受伤而患上了"拳击性帕金森综合征"。

问题7：帕金森病的治疗目标是什么?

(1)控制症状,包括震颤、抑郁和睡眠障碍等,提高生活质量。
(2)延缓疾病的发展。
(3)避免或减少药物的副作用和运动并发症。

需要特别指出的是：依靠现有的科学技术还不可能做到根治帕金森病。

问题8：帕金森病有哪些治疗方法?

(1)合理的药物治疗。药物必须长期服用,一旦停止治疗,病情就会复发,但在发病初期药物治疗效果最佳,长期服用以后,病人会感到药物有效时间缩短,则需要联合用药,同时尽量减少药物副作用。

(2)外科治疗。外科治疗主要有神经核团细胞毁损手术(细胞刀）与脑深部电刺激手术两种方式，可达到改善症状的目的。神经核团细胞毁损手术最大的缺点是易复发，是不可逆治疗，而 DBS 脑深部电刺激手术则是可逆的、可调式的治疗方式。

（3）日常康复治疗。日常康复治疗以康复和日常护理为主。鼓励病人多运动，积极进行锻炼，多吃蔬菜、水果，注意膳食营养。

（4）心理健康疏导。医生全程对病人进行心理疏导，建立良好的医患关系，帮助病人设立科学、正确的治疗方式，从而增强病人对抗疾病的信心，同时指导病人家属要多注意病人的心理护理，以提高治疗效果。

（5）干细胞移植治疗及基因治疗。干细胞移植治疗是非常有前景的方法，但其远期效果及潜在的副作用还要进一步研究。

基因治疗现处在实验阶段。

 问题9：如何护理帕金森病患者？

在疾病早期，病人具有独立生活的能力，护理工作主要在于指导和帮助其解决生活中的困难；对于晚期卧床的病人，护理任务则会越来越重。对帕金森病患者的护理一般应注意以下问题：

1. 注意膳食和营养

（1）可根据病人的年龄、活动量给予足够的总热量，膳食中注意满足糖、蛋白质的供应，以植物油为主，少进动物脂肪。服用多巴胺治疗者宜限制蛋白质摄入量，因为蛋白质会影响多巴胺的治疗效果。蛋白质摄入量限制在每日每千克体重 0.8 克以下，全日总量 40～50 克。在限制范围内多选用乳、蛋、肉、豆制品等优质蛋白质。海鲜类食品能够提供优质蛋白质和不饱和脂肪酸，有利于防治动脉粥样硬化，可适量进食。

（2）无机盐、维生素、膳食纤维和水分的供给应充足。多吃新鲜蔬菜和水果，能够提供多种维生素，并能促进肠蠕动，防治大便秘结。应保证水分的充足供给，患者出汗多时，更应注意补充水分。

（3）食物应细软、易消化，便于咀嚼和吞咽，建议多用半流质饮食或软食。

（4）饮食宜清淡、少盐；禁烟酒及刺激性食品，如咖啡、辣椒、芥末、咖喱等。

2. 生活中的指导和帮助

患病早期，病人运动功能无障碍，能坚持一定的劳动，此时应指导病人尽量参与各种形式的活动，坚持四肢各关节的功能锻炼。随着病情的发展，病人的运动功能会发生一定程度的障碍，生活自理能力显著降低。此时宜注意病人日常活动中的安全问题，要求病人在走路时持拐杖助行。若病人如厕下蹲及起立有困难，可置高凳坐位排便。若病人动作笨拙，常多失误，餐时须谨防烧伤、烫伤等事故发生。端碗、持筷有困难者，要为其准备防摔的不锈钢或塑料餐具。无法进食者，须有人喂食。穿脱衣服、扣纽扣、结腰带、鞋带有困难者，均须对其给予帮助。

3. 加强肢体功能锻炼

本病的早期患者应坚持一定的体力活动，主动进行肢体功能锻炼，四肢各关节做最大范围的屈伸、旋转等活动，以预防肢体挛缩和关节僵直的发生。晚期病人要做被动肢体活动和肌肉、关节的按摩，以促进肢体的血液循环。

4. 预防并发症

注意居室的温度、湿度、通风及采光等。根据季节、气候、天气等情况增减衣服，决定室外活动的方式和强度。以上措施均能有效地预防感冒。对于晚期的卧床病人，要按时为其翻身，做好皮肤护理，防止尿便浸渍和褥疮的发生。被动活动肢体，加强肌肉、关节按摩，对防止和延缓骨关节的并发症有意义。还要结合口腔护理，为其翻身、叩背，以预防吸入性肺炎和坠积性肺炎。

问题 10：帕金森病患者的预后情况如何？

多年临床观察结果表明，采取不同的治疗行为，帕金森病患者的病情变化和预后差异十分显著：

（1）在发病早期就开始接受合理治疗的患者，绝大多数能够延缓病情的发展,病情相对稳定,生活基本能够自理。

（2）虽然接受治疗,但时常中断的患者,大多不能很好地控制病情,病情会出现反复及不同程度加重。

（3）发展到晚期才开始治疗的患者,病情往往已很严重,现有治疗手段对改善病症的作用也很有限,患者通常会出现明显的残障。

近几十年,随着神经电生理技术、神经影像学和计算机技术的发展,立体定向毁损术已成为帕金森病的重要治疗手段,应用立体定向技术进行射频热凝,在减少脑组织损害的同时大大提高了手术效率。对帕金森病患者进行立体定向毁损苍白球内侧部（GPI）和丘脑腹中间核（VIM）手术治疗,可改善病人的肢体震颤、肌肉僵直、运动迟缓等症状。手术的总有效率可高达90％。核团的精确定位对于提高疗效、降低并发症的意义重大。立体定向手术作为一种安全有效的治疗手段,其术前、术后护理也是一项复杂而细致的工作,技术性和科学性很强,在护理过程中,要耐心、细致、迅速、及时。认真做好术前、术后的护理工作,对预防并发症和病情恢复有着重要的作用。

患帕金森病后及时就诊,按照医生的指导进行保健,有助于更好地安度晚年,生活得更充实。由于帕金森病患者在身心上承受了较大的打击,医护人员及家属应该鼓励他们坚定信念,积极配合医生治疗,最后战胜病魔。帕金森病患者的亲朋好友,包括社会人士,对他们也要持同情、宽容和关爱的态度,给予理解和支持。

 问题11：帕金森病的康复治疗目标是什么？

帕金森病患者进行康复治疗的目标主要有以下几点：

（1）改善患者关节活动度以满足日常生活活动的需要,预防和减轻身体畸形的发生。

（2）改善患者姿势和平衡控制。

（3）维持和改善双手操持物件的能力与灵活性。

（4）促进运动的启动过程,增加持续运动的幅度、速度和灵活性。

（5）改善患者的心理状况。

（6）教育和指导患者掌握独立、安全的生活技巧，增强安全意识，防止跌倒等意外造成的继发性损伤。

（7）使患者熟知能量节省和工作简化技术。

（8）教会患者具体的康复治疗方法，使病人能最大限度地实现日常生活活动的独立，延长寿命并提高生活质量。

问题 12：帕金森病有哪些康复训练方法？

帕金森病的康复训练方法包括放松训练、关节活动范围训练、平衡训练、视觉暗示训练、听觉暗示训练、姿势恢复和肢体舒展锻炼、步态训练、体力训练、语言训练等。

1. 放松训练

指使有机体从紧张状态松弛下来的一种练习过程。放松有两层意思，一是指肌肉松弛，二是指消除紧张。放松训练的直接目的是使肌肉放松，最终目的是使整个机体活动水平降低，达到心理上的松弛，从而使机体保持内环境平衡与稳定。肌肉放松法则是通过让人有意识地去感觉主要肌肉群的紧张和放松来达到放松的目的。试一下这种感觉：将右手握成拳，攥紧些，再紧一些，然后感觉一下手和前臂的紧张状态，让这种感觉进到手指、手掌和前臂；然后再放松右手，注意紧张和放松之间的感觉的差异。可以闭上眼睛再做一次，体会那种紧张感，然后再放松，让紧张感流走。

2. 关节活动范围训练

指利用各种方法以维持和恢复因组织粘连和肌肉痉挛等多因素引发的关节功能障碍的运动疗法技术。训练方法有徒手训练和器械训练。徒手训练是指患者自身或在治疗师帮助下完成关节运动，以维持和增大关节活动范围的训练方法。具体操作方法与步骤如下：

（1）患者取舒适、放松体位，肢体充分放松。

（2）按病情确定运动顺序，由近端到远端（如肩到肘、髋到膝）

的顺序有利于瘫痪肌的恢复;由远端到近端(如手到肘、足到膝)的顺序有利于促进肢体血液和淋巴液回流。

(3)固定肢体近端,托住肢体远端,避免替代运动。

(4)动作缓慢、柔和、平稳、有节律,避免冲击性运动和暴力。

(5)操作在无痛范围内进行,活动范围逐渐增加,以免损伤。

(6)用于增大关节活动范围的被动运动可导致酸痛或轻微的疼痛,但可耐受;不应引起肌肉明显的反射性痉挛或训练后持续疼痛。

(7)从单关节开始,逐渐过渡到多关节;不仅有单方向,而且应有多方向的被动活动。

(8)如果患者感觉功能不正常,应在有经验的治疗师指导下完成被动运动。

(9)每一动作重复 10～30 次,每天训练 2～3 次。

3. 平衡训练

患者双脚分开,与肩同宽,站立 20～30 分钟,然后向前、后、左、右 4 个方向移动重心并尽量维持平衡;护理人员指导患者进行站、坐、行走等不同姿势的训练。护理人员在此过程中对患者进行视觉指导训练和口令指导训练,即用有节奏的言语或口令指令、柔和而有节奏的音乐和生动的标记对患者的平衡训练进行辅助,以加深其印象。

4. 步态训练

训练前护理人员提醒患者身体站直,双眼平视前方,调整自身的姿势进行上下肢协调运动。起步时足尖抬高,脚跟着地后再使脚尖着地;患者的跨步幅度尽量加大,护理人员同时辅助患者进行转弯练习,并根据患者情况进行个体化的训练,如跨越障碍物的训练等。

5. 语言训练

(1)增加舌与唇的运动练习

①舌体练习:首先进行舌头伸出和缩回练习;然后将舌头在

口唇上进行环形打圈练习;再将舌头伸出,分别触及下颏/鼻/两侧嘴角进行有力的反复交替练习。

② 唇和上下颌的锻炼:张嘴、闭嘴,关闭上下唇并用力和松弛交替进行且持续 5 秒,以训练颌关节的功能,增加唇部肌肉的弛张力。此练习在每日的餐前和睡前进行,每次 15 分钟。

(2) 调整音量和语调:每当病人说话时,由于动作不协调,发音时间延长,音量会逐渐减弱,语调也会发生改变,所以,要指导病人调整好适当的音量,以保证说完一句话不致断气。训练时,让患者对着镜子独立而有规律地进行发音,要求其将注意力集中到嘴上,看着口形、舌头的动作,听着音量调整语调。如此反复练习、循序渐进,会有较好的作用。

(3) 控制节律和语速:患者在讲话前把句子分节,想好停顿的地方,把长而烦冗的句子进行简化,对难发音的词找好相关的替代词,先吸一口气再开始发音,有意识地一个词一个词地说出,语速均匀地、缓慢地表达内心的意图,能收到良好的训练效果。

(4) 提供语言交流的方法:

① 患者练习"拉""卡""吗"等字的发音,并夸大其读音,提高发音清晰度,减少重句。

② 进行日常对话练习,家人每天与病人进行生活语言交流,找一些特殊问题出题讨论,以增加说话的机会。

③ 进行日常朗读练习,患者大声朗读报刊上感兴趣的内容,但在练习前要判断是否能清楚地读出,要判断停顿几次能够读完,防止破坏语速、语调练习的成果。

④ 运用磁带、录音机设备对照练习,跟随收音机说话和唱歌,可用录音机录下,并反复播放,反复练习,自己评价发音的质量,了解练习和恢复的程度,增强信心,并逐步改进和提高。

⑤ 适当参加家庭和亲友聚会,增加说话的机会,通过聊天调节情绪、扩充思维,使病人有一个愉悦的心境,以促进语言功能的恢复。

问题 13：帕金森病患者可以进行哪些锻炼和运动？

在患病早期应坚持一定量的运动,如四肢各关节做最大范围的屈伸、旋转等运动或散步、爬山等运动。游泳也是一项比较好的运动。如果病人有打高尔夫球、打网球、骑自行车等爱好的话,应该鼓励他们继续保持下去。不能外出的病人,应尽量在室内做一些伸展肢体的活动。练习简单的动作(如敲击打字键、开水龙头或门把手、穿衣等),可以帮助病人缓解肢体僵直。另外,做一些面部动作的锻炼包括皱眉、展眉、睁眼、闭眼、鼓腮、露齿以及头颈部运动也是必要的。最好每天运动 30～60 分钟,并持之以恒。

(林源,林璐,王丽)

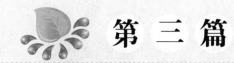

第 三 篇

呼吸系统慢病

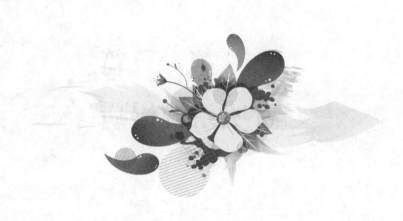

第一章　慢性阻塞性肺疾病

问题1：什么是慢性阻塞性肺疾病？

慢性阻塞性肺疾病（COPD）简称慢阻肺，表现为持续的气流受限，且气流受限不可逆，呈进行性发展，常伴有有害颗粒或气体引起的气道、肺的慢性炎症反应的增加。

问题2：慢性阻塞性肺疾病患者的气道阻塞是否可以逆转？

慢阻肺患者的气道阻塞一般是不可逆转的，但可通过合理的治疗延缓气流受限的趋势。

问题3：哪些因素会诱发慢性阻塞性肺疾病的急性加重？

慢性阻塞性肺疾病的确切病因并不清楚，通常认为与肺部对香烟、烟雾等有害气体及有害颗粒的异常炎症反应有关。这些反应存在个体易感因素和环境因素的相互作用。

首先是自身因素，过度疲劳、精神紧张等原因引起患者抵抗力下降、免疫功能减退，或并发其他慢性疾病均有可能导致慢性阻塞性肺疾病。其次是外界因素，最常见的为呼吸道感染，包括病毒和细菌感染。此外，吸烟和空气污染也是常见诱因。

除上述因素之外，还有以下几种发病机制参与到慢阻肺的发生发展中。

（1）感染因素：感染病毒、支原体、细菌等也是慢阻肺发生发展的重要因素之一。

（2）蛋白酶-抗蛋白酶失衡：蛋白水解酶对组织有损伤、破坏作用；抗蛋白酶对弹性蛋白酶等多种蛋白酶具有抑制作用，其中

α1-抗胰蛋白酶是活性最强的一种。蛋白酶增多或抗蛋白酶不足均可导致组织结构破坏从而产生肺气肿。

（3）氧化应激：超氧阴离子、次氯酸、过氧化氢（H_2O_2）、一氧化氮等氧化物可直接破坏许多生物大分子如蛋白质、脂质、核酸等，导致细胞功能障碍或细胞死亡，促进炎症反应，引起蛋白酶-抗蛋白酶失衡。

（4）炎症机制：气道、肺实质及肺血管的慢性炎症是慢阻肺的特征性改变。慢阻肺患者急性发作时中性粒细胞活化聚集，使黏液呈慢性高分泌状态并破坏肺实质。

 问题4：慢性阻塞性肺疾病急性加重期患者一般有哪些表现？其病因是什么？

1. 临床表现

慢阻肺患者急性发作时，多伴有痰量增多，可有脓性痰，短期内出现气短、胸闷、咳嗽等症状。

2. 病因

引起患者急性加重最常见的原因是呼吸道感染（病毒或细菌感染），因此，患者应注意防寒保暖，以免因感冒而使病情急性加重。

 问题5：慢性阻塞性肺疾病病程如何分期？不同分期应如何就诊？

慢性阻塞性肺疾病病程可分为急性加重期和稳定期。急性加重期是指疾病发展过程中，短期出现咳嗽、咳痰、气短和（或）喘息加重、痰量增多，呈脓性或黏液痰，可伴有发热等症状。稳定期时病人咳嗽、咳痰、气短等症状稳定或较轻。

通常情况下，慢性阻塞性肺疾病稳定期患者在呼吸科定期随诊，但当急性加重时则必须立即到呼吸科专科门诊或急诊进行相应紧急处理。

问题6：慢性阻塞性肺疾病严重程度分级是怎样的?

根据 FEV1/FVC、FEV1% 预计值和临床表现,可对慢阻肺的严重程度做出临床严重度分级(表3-1):

表 3-1　慢性阻塞性肺疾病的严重程度分级

分　级	临床特征
Ⅰ级(轻度)	• FEV1/FVC < 70% • FEV1 ≥ 80% 预计值 • 伴或不伴有慢性症状(咳嗽,咳痰)
Ⅱ级(中度)	• FEV1/FVC < 70% • 50% ≤ FEV1 < 80% 预计值 • 常伴有慢性症状(咳嗽,咳痰,活动后呼吸困难)
Ⅲ级(重度)	• FEV1/FVC < 70% • 30% ≤ FEV1 < 50% 预计值 • 多伴有慢性症状(咳嗽,咳痰,呼吸困难),反复出现急性加重
Ⅳ级(极重度)	• FEV1/FVC < 70% • FEV1 < 30% 预计值或 FEV1 < 50% 预计值 • 伴慢性呼吸衰竭,可合并肺心病及右心功能不全或衰竭

 问题7：慢性阻塞性肺疾病常见的并发症有哪些?

慢性阻塞性疾病常见的并发症有慢性呼吸衰竭、自发性气胸以及慢性肺源性心脏病。

（1）慢性呼吸衰竭：常在慢阻肺急性发作时发生,其症状明显加重,发生低氧血症和(或)高碳酸血症,可具有缺氧和(或)二氧化碳潴留的临床表现。

（2）自发性气胸：可通过 X 线确诊,常表现为突然加重的呼吸困难,常伴有明显的发绀,患侧肺部叩诊鼓音,听诊呼吸音减弱或消失。

（3）慢性肺源性心脏病：由于慢阻肺肺病变引起的肺血管床减少及缺氧致肺动脉痉挛、血管重塑,导致肺动脉高压、右心室肥厚增大,最终发生右心功能不全。

 问题8:为什么慢性阻塞性肺疾病会发展成肺源性心脏病? 其临床表现是怎样的?

肺源性心脏病主要是由于支气管-肺组织或肺动脉血管病变引起肺动脉高压所致,可分为急性和慢性两类。慢阻肺发展为肺源性心脏病的主要原因是:身体长期缺氧引起肺动脉高压从而造成心肌损害。

肺源性心脏病发展缓慢,临床上除原有肺、胸疾病的各种症状和体征外,还逐步出现肺、心功能衰竭以及其他器官损害的表现。慢阻肺患者多在寒冷季节发生急性加重,常表现为咳嗽、咳痰,活动后可有胸闷、心悸、乏力和活动耐力下降等症状。病情严重时可出现呼吸困难加重,可伴有头痛、失眠、食欲下降等。当出现右心衰竭时,患者可有上肢和颜面部的水肿,颈静脉怒张和下肢水肿等。

问题9:如何预防或延缓慢性阻塞性疾病的发展?

(1)戒烟:无论何时戒烟均不为晚,戒烟是预防慢阻肺的重要措施,也是最简单易行的措施。

(2)控制职业和环境污染:减少有害气体或有害颗粒的吸入,可减轻气道和肺的异常炎症反应。

(3)积极防治婴幼儿和儿童期的呼吸系统感染,有助于减少以后慢阻肺的发生。

(4)每年接种流感疫苗:有条件者可每年接种流感疫苗,以预防常见病原体感染,减少慢阻肺发作次数。疫苗接种的最佳时间为每年的9~11月。

(5)坚持日常用药:遵医嘱进行规范化的长期用药,可有效减轻症状,改善肺功能状况,减少急性发作次数,提高生活质量。

(6)康复锻炼:为防止体力活动下降和肌肉萎缩,应适当进行相关的康复锻炼,加强体育锻炼,增强体质,提高机体免疫力,改善机体一般状况。

（7）膳食营养合理：慢阻肺患者多处在营养不良的状态,因此必须提供充足、均衡的营养。

（8）对于高危人群,应定期进行肺功能监测,以尽可能早期发现慢阻肺并及时予以干预。

 问题10：信必可及舒利迭等干粉吸入器的使用方法和注意事项有哪些？

1. 信必可

（1）拔出：旋松并拔出瓶盖,确保红色旋柄在下方。

（2）旋转：将装置拿直,握住底部红色部分和中间部分,向某一方向旋转到底,再向反方向旋转到底,即完成一次装药,在此过程中会听到"咔嗒"一声。

（3）先呼气（勿对吸嘴呼气）,将吸嘴含入口中,双唇包住吸嘴用力深长吸气,再将吸嘴从嘴部移开,继续屏气5秒后恢复正常呼吸。使用完毕,用干净纸巾擦拭吸嘴,盖上并旋紧瓶盖,吸完后注意及时漱口。

2. 舒利迭

（1）一手握住准纳器外壳,另一手拇指向外推动准纳器的滑动杆直至发出"咔嗒"一声,表明准纳器已做好吸药准备。

（2）握住准纳器并远离嘴,在平稳呼吸的状态下尽量呼气。

（3）将吸嘴放入口中,深深平稳吸气,将药物吸入口中,屏气约10秒。

（4）拿出准纳器,缓慢恢复呼气,关闭准纳器。吸完后须及时漱口。

3. 注意事项

吸入药物后应屏气10秒左右,吸完后及时漱口。

 问题11：慢性阻塞性肺疾病患者如何进行康复锻炼？

慢阻肺患者在急性加重症状得到控制后应尽早进行康复锻

炼,锻炼方式主要包括呼吸训练及体力训练,但均应量力而行,以免加重或影响病情的变化。

1. 呼吸训练

可分为缩唇呼吸和腹式呼吸。

(1)缩唇呼吸:患者闭嘴用鼻吸气,缩唇吹口哨样缓慢呼气,同时缩紧腹部。缩唇程度与呼气流量以使能将距口唇15~20厘米处、与口唇等高水平的蜡烛火焰随气流倾斜而不熄灭为宜。

(2)腹式呼吸:患者取坐立位或仰卧位,放松做深呼吸,一手置于腹部,另一手置于胸部。吸气时尽力挺腹,呼气时腹部内陷,尽量将气体排尽。一般呼气4~6秒,吸气2秒。用鼻吸气,经口慢慢呼出。每日2次,每次10~15分钟,熟练后可逐渐增加次数与时间。可在腹部放置小枕头、杂志或书帮助训练腹式呼吸,如果吸气时物体上升,证明是腹式呼吸。由于腹式呼吸会增加能量消耗,因此只能在疾病恢复期或出院前进行训练。

2. 体力训练

患者可进行一定量的有氧运动,比如做呼吸操;也可进行有氧体力训练,如步行、爬斜坡、慢跑等。

开始时运动5~10分钟,每日4~5次,循序渐进,并以身体耐受情况为标准进行相应的调整。

 问题12:哪些慢性阻塞性肺疾病患者需要家庭氧疗?如何控制吸氧的流量和浓度?进行家庭氧疗时应注意什么?

1. 应根据患者血气分析检验结果判断是否需要氧疗

(1)当 PaO_2 小于等于55毫米汞柱时,需要绝对使用长期氧疗。

(2) PaO_2 等于55~59毫米汞柱并同时患有肺源性心脏病、血细胞比容或充血性心力衰竭的患者须长期氧疗。

(3) PaO_2 大于60毫米汞柱或有其他临床需要的患者可考虑

长期氧疗。

2. 科学控制吸氧的流量和浓度

一般慢阻肺患者采取低流量吸氧,为 1～2 升/分,吸入浓度为 25%～29%,吸氧时间每天 10～15 小时。而家庭制氧机所产生的氧气浓度没有医用氧气浓度高,所以应尽可能接近上述标准的上限值。当患者进行活动时,应将流量度数调高 0.5～1 升,且家庭氧疗每日须使用 15 小时。其目的是使患者在静息状态下达到 PaO_2 大于 60 毫米汞柱和(或)使 SaO_2 升至 90%。

3. 家庭氧疗的注意事项

(1)合理选择吸氧时间。部分平时无或仅有轻度低氧血症的患者以及进行氧保健的老人,每次吸氧时间以 30～60 分钟为宜,每天吸氧 2～3 次,且可根据身体情况适当增加吸氧次数。对于严重气管炎、慢性支气管炎、肺气肿,伴明显肺功能异常、氧分压持续低于 60 毫米汞柱的患者,每日应给予 15 小时以上的氧疗。

(2)注意控制氧气流量。1 人吸氧时为 1～2 升/分钟,2 人同时吸氧时为 3 升/分。有些疾病必须低流量吸氧,且氧流量过大易造成鼻黏膜干燥,引起鼻腔不适。

(3)注意氧气的湿化。制氧机制氧通过压缩机工作,其制出的氧气是干燥、热的气体,必须通过湿化瓶湿化、冷却,以保护鼻黏膜。

(4)严格消毒。鼻导管、鼻塞、湿化瓶等应定期用冷盐水、酒精等进行消毒。

(5)观察吸氧效果。如果吸氧后紫绀减轻或消失、呼吸减慢而平稳、心率减慢、血氧分压和氧饱和度上升,说明效果好。反之则要咨询医务人员进行分析诊断。

(6)记录氧疗日记。平时应注意记录氧疗时间、流量以及氧疗后的病情变化,为门诊随访或就诊时确定治疗方案提供依据。

(7)开始氧疗一周后应到医院复查血气,了解氧疗效果及存在的问题,每月复诊一次,以便及时修正。

问题 13：怎样进行家庭制氧机的清洗与日常维护？

（1）外壳的清洁：家用制氧机的外壳一般一个月要清洁一次，清洗前要先把电源断掉，以防触电。用干净柔软的布蘸取少量的消毒液慢慢擦拭外壳，务必注意不要让水从外壳的缝隙流进制氧机。

（2）湿化瓶的清洗：一般家用制氧机湿化瓶中的蒸馏水或者冷开水应每天更换，湿化瓶每周清洗一次，先用淡清洁剂冲洗，再用清水冲洗干净，以保证氧气的质量。清洗湿化瓶时，应注意清洗干净瓶内配装的芯管以及其底端的滤芯，以保证氧气畅通。

（3）熔丝管的更换：更换家用制氧机熔丝管也是制氧机维护的一个重要程序。更换前必须先将电源线拔掉，切断一切电源，然后再按照制氧机保险丝管的说明书来进行更换。

（4）吸氧管的清洗：一般家用制氧机吸氧管应每 3 天清洗 1 次，吸氧管上的鼻吸头每次使用后都应清洗，可用 5% 的高锰酸钾溶液浸泡 5 分钟后再用清水洗干净，或用医用酒精擦拭。建议吸氧管每两个月更换 1 次。需要注意的是，吸氧管内应保持干燥，不能有水滴。

（5）过滤网的清洗：过滤网对制氧机的压缩机和分子筛都有保护作用，也可以延长机器的使用寿命，所以应及时清洗或更换。需要特别注意的是，在过滤网没有安装的时候，制氧机是不允许运行的。过滤网的具体维护与清洁应在仔细阅读产品说明书后进行。

 问题 14：慢性阻塞性肺疾病患者在饮食方面应注意什么？

由于无力进行活动或只能维持日常生活需要而营养不良的慢阻肺患者的活动量会下降，而且呼吸困难程度也会逐渐加重。而营养过剩的患者则会因胸腹部增厚堆积的脂肪，进一步加重肺通气负担，影响血氧弥散功能，诱发全身炎症反应。

慢阻肺患者应采用高热量、高蛋白、高维生素的饮食计划。正餐进食不足时，应安排少量多餐，避免餐前和进餐时过多饮水。腹胀者应进软食,避免进食产气食物,如马铃薯、豆类等;避免易引起便秘的食物,如油煎食物、干果、坚果等。

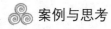 案例与思考

邓先生出院后怎样管理自己的健康?

邓先生,71岁,吸烟40年,从6年前开始反复出现咳嗽、咳痰,每年处于发作状态的时间超过3个月,并且在冬春季及天气转变时明显,4年前被诊断为慢性阻塞性肺疾病,双上肺肺大疱。8天前因为受凉出现明显不适,咳嗽、咳痰、气促症状加重,痰呈白色泡沫状,量多且日常活动下感明显气促,到医院就医后进行住院治疗。

经过一段时间的消炎抗感染治疗后,邓先生的症状得到有效缓解,并且很快出院了。出院时,护士告知他日常生活中需要注意的方面,提醒他要更好地管理自己的身体。

首先,护士建议邓先生尽快戒烟,因为长期吸烟是引发老慢支、肺气肿的主要原因,及时戒烟能有效降低慢阻肺的发生率,并且减少对肺的进一步损害。

其次,邓先生要听从医生的指导进行长期而且规律的治疗,坚持吃药,避免随意停药,并且要定期到医院进行随访,以便让自己和医生能更好地了解病情。

医护人员还建议邓先生坚持进行康复锻炼,并选择适当的活动方式。还要注意避免感冒,并在每年的9月至12月接种流感疫苗,以减少急性发作次数。

在饮食方面,邓先生听从医护人员的建议,开始注意保持适当体重,同时补充营养,并改善了进食习惯,比如一次不进食较多食物,一天中分4到5次进食,适当多食用鱼、虾、鸡肉等,让自己获得充足、均衡的营养。

第二章 肺 癌

 问题1：什么是肺癌？

绝大多数肺癌起源于支气管黏膜上皮,故称支气管肺癌,简称肺癌。肺癌发病率在男性肿瘤中居首位,并且由于早期诊断不足,通常预后差。

问题2：老年人为什么易患肺癌？

（1）随着年龄的增长,胸腺开始逐渐萎缩,胸腺素分泌减少,进而引起免疫监视功能下降,人体免疫细胞对突变的细胞清除能力下降,从而导致肿瘤的发生。

（2）长期吸烟与被动吸烟以及不良的环境因素和职业因素反复刺激,最终导致在老年阶段患肺癌的风险增加。

（3）身体各器官的功能随着年龄的增长逐步下降,并发症逐渐增多,而肺癌的临床症状往往不明显,从而延误肺癌的诊断和治疗。

（4）一些通过遗传、具有易患肿瘤倾向的患者,组织细胞发生退化,对致癌物质的易感性增加,从而使肿瘤的患病率增高。

问题3：肺癌常见的临床表现有哪些？

1. 原发肿瘤引起的症状和体征

早期表现为无痰或少痰的刺激性干咳、血痰或咯血、气短或喘鸣、发热、体重下降等。

2. 肺外表现

（1）胸痛：近半数病人有模糊或难以描述的胸痛,可能是由于肿瘤细胞侵犯所致,也可能是由于阻塞性炎症波及部分胸膜或胸壁引起。

（2）声音嘶哑：肿瘤压迫或转移至喉返神经（多见左侧）。

（3）吞咽困难：肿瘤侵犯或压迫食管可引起吞咽困难，还可引起气管-食管瘘，导致肺部感染。

（4）胸水：提示肿瘤转移至胸膜或淋巴回流受阻。

（5）上腔静脉阻塞综合征：肿瘤压迫或侵犯上腔静脉，静脉回流受阻，产生头面、颈、上肢水肿，上胸部静脉曲张并水肿，伴头晕、胸闷、气急等。患者常主诉领口进行性变紧，可在前胸壁见到扩张的静脉侧支循环。

（6）Horner 综合征：肺尖部肺癌易压迫颈部交感神经，引起病侧眼睑下垂、瞳孔缩小、眼球内陷，同侧额部与胸壁少汗或无汗。常有肿瘤压迫臂丛神经造成以腋下为主、向上肢内侧放射的烧灼样疼痛，在夜间尤甚。

（7）肩臂疼痛：肺尖癌压迫或侵犯臂丛神经，使该侧肩部及上肢出现放射状灼热痛。

（8）老年患者可出现四肢关节疼痛或肥大、杵状指，多发性神经炎、重症肌无力等。

 问题4：肺癌的确诊方法有哪些?

早期诊断是治疗和影响肺癌预后的关键，须结合患者病史、结合影像学等检查，进行及时的细胞学及纤维支气管镜检查。

1. 胸部 X 线检查

这是发现肺癌的最基本的方法。

2. CT 检查

可以发现普通 X 线检查所不能发现的病灶，识别肿瘤有无侵犯邻近器官。

3. 磁共振显像（MRI）

可明确血管与肿瘤间的位置关系，但对小病灶不敏感。

4. 正电子发射体层显像（PET）

用于肺癌及淋巴结转移的定性诊断。

5. 单光子发射计算机断层显像（SPECT）

利用肿瘤细胞与正常细胞摄取放射性核素的差异，进行肿瘤定位、定性和骨转移诊断。

6. 纤维支气管镜检查

纤维支气管镜检查是利用光学纤维内镜对气管支气管管腔进行的检查。

（1）检查前准备

术前禁食、禁水4小时以上，以避免检查中呕吐物的误吸；检查前30分钟肌注阿托品，以减少呼吸道分泌物。

（2）检查后注意事项

① 术后2小时内勿进食，因声门麻醉后功能尚未恢复，以免呛咳引发吸入性感染。麻醉作用消失、咳嗽和呕吐反射恢复后可进温凉流质或半流质饮食。进食前先试验性地小口喝水，无呛咳后再进食。

② 检查后因麻醉药的作用，咽喉部会有不同程度的异物感，1~2小时后可自行消失，应尽量避免用力咳嗽，以免引起刷检或活检部位的出血。

③ 检查后患者应留诊观察15~30分钟。术后数小时内，特别是活检后会有少量咯血或痰中带血，不必担心，但若出现大量咯血，应立即通知医生进行处理。

7. 脱落细胞学检查

须保证标本新鲜并及时送检。

8. 针吸细胞学检查

（1）浅表淋巴结针吸细胞学检查：对于质地较硬、活动度差的淋巴结可得到很高的诊断率。

（2）经纤支镜针吸细胞学检查：周围性病变和气管、支气管旁肿大的淋巴结或肿块，可经纤支镜针吸细胞学检查。

（3）经皮针吸细胞学检查：病变靠近胸壁者可在超声引导下针吸活检，病变不紧贴胸壁时，可在透视或CT引导下穿刺针吸或活检。为提高诊断率，可重复检查。经皮针吸细胞学检查的常见并发症是气胸,发生率为 25% ~ 30% 。

9．纵隔镜检查

该项检查有利于肿瘤诊断及分期。

10．胸腔镜检查

主要用于确定胸腔积液或胸膜肿块的性质。

11．肿瘤标志物检查

尽管对肺癌的诊断有一定帮助作用,但缺乏特异性,对某些肺癌的病情监测有一定参考价值。

问题 5：如何预防肺癌？

（1）避免接触与肺癌发病有关的因素,如吸烟和大气污染;加强职业接触中的劳动保护,也有助于减少肺癌致病因素。由于目前尚无有效的肺癌化学预防措施,不吸烟和及早戒烟可能是预防肺癌最有效的方法。

（2）有任何肺癌可疑症状应及时就诊,对 40 岁以上长期重度吸烟者或有危险因素接触史者应该每年体检,进行防癌或排除肺癌的有关检查。

问题 6：肺癌患者常用哪些治疗方法？

治疗方法采取综合治疗的原则,一般考虑肿瘤的组织学、患者机体状况、侵及范围等。通常小细胞性肺癌发现时已转移,难以通过外科手术根治,主要依赖化疗或放化疗综合治疗。相反,非小细胞性肺癌可为局限性,外科手术或放疗可根治,但对化疗的效果较小细胞性肺癌差。

1．非小细胞肺癌的治疗

非小细胞肺癌患者主要根据病变范围进行相应的治疗,包括局限性病变和播散性病变,其中局限性病变包括手术、根治性放疗以及根治性综合治疗三种方式,而播散性病变的患者 70% 预后差,因此可根据行动状态评分为 0（无症状）、1（有症状,完全能走动）、2（＜50% 的时间卧床）、3（＞50% 时间卧床）和 4（卧床不起）选择

适当应用化疗和放疗,或支持治疗。具体如下:

局限性病变
- 手术:为首选治疗方式。
- 根治性放疗:适用于Ⅲ期患者以及拒绝或不能耐受手术的Ⅰ、Ⅱ期患者。
- 根治性综合治疗:对产生 Horner 综合征的肺上沟瘤可采用放疗和手术联合治疗。

播散性病变
- 化学药物治疗(简称化疗):适当补充体液和盐水,监测血细胞计数和血生化、监测出血或感染的征象。
- 放射治疗(简称放疗):通常一个疗程为 2~4 周。
- 靶向治疗:选择性地从分子水平来逆转肿瘤细胞的恶性生物学行为。
- 转移灶治疗:伴颅脑转移时可考虑放疗。

2．小细胞肺癌的治疗

推荐以化疗为主的综合治疗以延长患者生存期。

(1)化疗:初次联合化疗可能会导致中至重度的粒细胞减少和血小板减少症。

(2)放疗:对明确有颅脑转移者应给予全脑高剂量放疗。

(3)综合治疗:尽管会出现放化疗的急慢性毒性,但能降低局部治疗的失败率并提高生存期。

(4)生物反应调节剂:

生物反应调节剂为小细胞肺癌提供了一种新的治疗手段,转移因子、左旋咪唑、集落刺激因子(CSF)在肺癌的治疗中都能增加机体对化疗、放疗的耐受性,提高疗效。

3．中医药治疗

中医许多单方及配方在肺癌的治疗中可与西药治疗起协同作用,减少患者对放疗、化疗的反应,提高机体的抗病能力,在巩固疗效、促进和恢复机体功能中起到辅助作用。

问题7：肺癌患者的生存期如何？

随着诊断方法的进步、新药以及靶向治疗药物的出现，肺癌患者的生存期已经有所延长。然而肺癌的预后仍取决于早发现、早诊断、早治疗。早期若诊断不足，肺癌预后往往较差，86%的患者在确诊后5年内死亡。只有15%的患者在确诊时病变局限，5年生存率可达50%。

问题8：肺癌患者如何进行定期体检？

ⅠA期：术后半年内可每月复查1次，半年后可每3个月复查1次，1年后改为半年复查1次。

ⅠB期—ⅢA期：治疗结束后须定期复查，开始时可每月复查1次，然后根据医生的安排进行复查。

ⅢB期以后：须终生治疗。除放化疗外，患者可使用一些免疫增强剂，如胸腺肽类药物等。

肺癌术后患者必须按照医嘱定期去医院检查，肺癌复查项目有胸片、胸部CT、肿瘤标志物、骨扫描、头颅MRI等。

当患者自感有头面部水肿、头痛、腹水、胸闷气促等不适症状时，应及时到医院就诊。

问题9：肺癌患者在日常生活中有哪些注意事项？

（1）饮食。强调增加营养与促进康复、配合治疗的关系，了解患者的饮食习惯、营养状态和饮食摄入情况以及影响进食的因素（如有无口腔溃疡、对餐饮的接受程度），共同制订既适合患者饮食习惯，又有利于疾病康复的饮食计划。制订计划的原则是给予高蛋白、高热量、高维生素、易消化的食物，动植物蛋白应合理搭配，如蛋、鸡肉、大豆等。避免进食产气食物，如地瓜、韭菜等。同时还要注意调配好食物的色、香、味。餐前休息片刻，做好口腔护理，创造清洁、舒适、愉快的进餐环境，少食多餐。吞咽困难者给予流质饮食，进食宜慢，取半卧位，以免发生吸入性肺炎或呛咳。危重症患者可采取喂食、鼻饲等方法增加饮食的摄入量。

（2）合理安排休息和活动，避免呼吸道感染，增强抗病能力。督促病人坚持化疗或放射治疗，并告诉病人：当呼吸困难、疼痛等症状加重或不缓解时应及时就诊。

（3）劝导戒烟，避免被动吸烟。改善工作和生活环境，减少或避免吸入被致癌物质污染的空气和粉尘。

（4）适当锻炼。肺癌手术后易引起肌肉粘连、强直，因此，术后家属须每隔4小时协助患者做一些活动，并随时注意观察患者的坐姿和走路姿态，发现斜肩、上身侧弯要及时纠正，避免脊椎侧弯的发生。此外，由于术后呼吸功能明显下降，加上刀口疼痛，患者往往不敢咳嗽或咳嗽无效，这样容易导致肺不张和坠积性肺炎，从而影响肺功能，因此，建议患者术后第2天就开始吹气球功能锻炼。一般每天吹5～6次，不过也不要过于勉强，患者要根据自己的身体状况量力而行。

（5）保持良好的精神状态，积极乐观，增强治疗疾病的信心。

（吴振云，钮美娥）

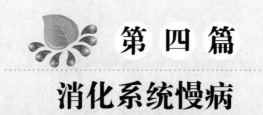

第四篇

消化系统慢病

第一章　慢性胃炎及消化性溃疡

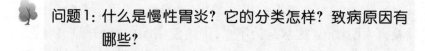 问题1：什么是慢性胃炎？它的分类怎样？致病原因有哪些？

1. 慢性胃炎的定义

慢性胃炎是指不同病因引起的各种慢性胃黏膜炎性病变。慢性胃炎是一种常见病，其发病率在各种胃病中居首位。任何年龄均可发病，但发病率随年龄增长而逐渐增高。慢性胃炎病程迁延，进展缓慢，缺乏特异性症状。大多无明显症状，部分有上腹痛或不适、食欲缺乏、饱胀、嗳气、反酸、恶心和呕吐等消化不良的表现，症状常与进食或食物种类有关。少数可有少量上消化道出血。

2. 慢性胃炎的分类

对于慢性胃炎的分类，我国目前采用国际上新悉尼系统的分类方法，根据病理组织学改变和病变在胃的分布部位，结合可能的病因，将慢性胃炎分为浅表性（又称非萎缩性）、萎缩性和特殊类型三大类。其中慢性萎缩性胃炎又可再分为多灶萎缩性胃炎和自身免疫性胃炎两大类。

3. 慢性胃炎的致病原因

慢性胃炎的发病原因主要与幽门螺杆菌感染、刺激性物质（如浓茶、烈性酒、浓咖啡等）、药物（如消炎痛（吲哚美辛）、保泰松、水杨酸盐等）、口腔/鼻咽部的慢性感染、胆汁反流、X线照射、环境变化、长期精神紧张等因素有关。慢性胃炎的确诊有赖于胃镜及胃黏膜活组织病理学检查。

 问题2：慢性胃炎应该如何治疗？

大部分慢性浅表性胃炎可逆转，少部分可转为慢性萎缩性胃

炎。大部分慢性萎缩性胃炎随年龄增长逐渐加重,但轻症亦可逆转。因此,对有症状的慢性胃炎应积极治疗,主要措施包括:

1. 消除病因。去除各种可能致病的因素,如避免进食对胃黏膜有强刺激的食物及药品,戒烟忌酒;注意饮食卫生,防止暴饮暴食;积极治疗口、鼻、咽部的慢性疾患;加强锻炼,提高身体素质。

2. 药物治疗。根据病因给予相应处理。如果患者幽门螺杆菌检查为阳性,且症状久治不愈,则须使用根治幽门螺杆菌的方案。目前多采用公认的三联疗法,即一种胶体铋剂或一种质子泵抑制剂(奥美拉挫等)加上两种抗菌药物。如果是非甾体类抗炎药引起的胃炎,则应暂停用药。如果是胆汁反流引起的胃炎,可用氢氧化铝凝胶来吸附,或予以硫糖铝及胃动力药以中和胆盐,防止反流。

 问题3:日常生活中慢性胃炎患者应该注意哪些问题?

1. 保持精神愉快

日常生活中应尽量避免精神紧张、心情抑郁及过度劳累,宜生活有节奏、劳逸结合、情绪乐观,同时应加强体育锻炼,增强体质,加强胃肠运动功能。

2. 养成良好的饮食习惯

由于在慢性胃炎发病中饮食因素占据重要的位置,因此养成良好的饮食习惯是防治胃炎的关键,进食时要做到五宜:

宜慢:细嚼慢咽可以减少粗糙食物对胃黏膜的刺激。

宜节:饮食应有节律,切忌暴饮暴食及食无定时。

宜洁:注意饮食卫生,杜绝外界微生物对胃黏膜的侵害。

宜细:尽量做到进食较精细、易消化、富含营养的食物。

宜清淡:戒刺激性食物(如咖啡、酒、辣椒、胡椒等),少食酸性食物(如柳丁、橘子等),少食油腻以及生冷不易消化的食物。

3. 慎用、忌用对胃黏膜有损伤的药物

尽量避免使用解热镇痛类药品,如阿司匹林、消炎痛(吲哚美辛)、皮质激素等。如果必须采用这些药物,一定要饭后服用,或者同时服用抗酸剂及胃黏膜保护药,以减少对胃黏膜的损害。

问题4：慢性萎缩性胃炎是否会癌变？如何进行防治？

胃的癌前状态主要是指发生胃癌危险性明显增加的某些疾病，包括慢性萎缩性胃炎、胃息肉、胃溃疡等。虽然萎缩性胃炎有一定的癌变可能，但并不是所有的萎缩性胃炎都会转为癌症。在胃黏膜病理检查提示肠上皮化生的慢性萎缩性胃炎患者中，约有6%的可能性发展为胃癌。

萎缩性胃炎分为轻、中、重三度。大多数资料显示，轻、中度萎缩是可逆的，而重度萎缩的可逆性则很小。一旦患上萎缩性胃炎，患者必须去医院进行检查和治疗，且必须坚持治疗，如果间断治疗、疏忽大意则容易引起复发，也会影响治疗效果。

重度萎缩性胃炎患者也不必过于紧张，只要认真采取综合治疗，一般都能较好地控制病情。需要提醒的是，在治疗期间应去除各种致病因素，如戒烟戒酒，少吃腌制食物，忌暴饮暴食和吃辛辣或霉变食物；同时应注意饮食卫生，少食多餐，积极治疗口腔及咽部慢性疾患等。

此外，为了更好地随访病情的动态变化，慢性萎缩性胃炎患者应定期根据医嘱复查胃镜，本条尤其针对胃黏膜病理提示肠化生和异型增生者。如患者伴有明确病灶则须做进一步检查与治疗。

问题5：什么是消化性溃疡？

消化性溃疡主要是指发生于胃及十二指肠的慢性溃疡，是一种多发病、常见病。其临床特点为慢性过程，周期发作，中上腹节律性疼痛。近年来的实验与临床研究表明，胃酸分泌过多、幽门螺杆菌感染和胃黏膜保护作用减弱等是引起消化性溃疡的主要因素。胃排空延缓和胆汁反流、胃肠肽的作用、遗传因素、药物因素、环境因素和精神因素等都和消化性溃疡的发生有关。

消化性溃疡分为胃溃疡和十二指肠溃疡，两者的病因和临床症状有许多相似之处，当然，在某些方面也存在着差异，具体有：

（1）发病年龄：一般十二指肠溃疡好发于中青年；而胃溃疡

则发病年龄较迟。

（2）疼痛规律：十二指肠溃疡疼痛多出现在餐后 1~3 小时，下次进餐后则疼痛缓解（饥饿痛），约半数患者有午夜疼痛（夜间痛）；胃溃疡疼痛则多在餐后半小时出现，持续 1~2 小时后逐渐消失，直至下次进餐后重复上述规律。

（3）疼痛部位：十二指肠溃疡的压痛点多在剑突下偏右，缓解时无明显阳性体征；而胃溃疡发作时患者在剑突下偏左有固定而局限的压痛点。

临床上根据本病慢性反复发作的病程及具有节律性的上腹部疼痛，一般可以做出初步诊断。X 线钡餐检查，尤其纤维胃镜检查有助于确诊。

问题 6：胃溃疡患者应该如何进行治疗？

得了胃溃疡一定不能掉以轻心，必须遵医嘱积极治疗。如果不加以控制，很可能会发生一系列的并发症，甚至危害患者的生命安全。首先应到正规医院检查，如系幽门螺杆菌引起的，则应进行规范的抗生素治疗。由于胃溃疡易复发，要使其完全愈合，就必须坚持长期服药，切不可症状稍微好转就骤然停药；也不可朝三暮四，服用某种药物刚过几天，见症状未改善，又换另一种药。在治疗胃溃疡期间如果患其他疾病，要注意避免服用对胃黏膜有损害的药物。

日常生活中须养成良好的饮食习惯，避免情绪紧张。

对经久不愈的顽固性胃溃疡，应警惕癌变的发生，要定期做胃镜检查（半年 1 次），监测其动态变化，必要时行外科手术治疗。

问题 7：胃溃疡患者在日常生活中应该注意什么？

胃溃疡的治疗是一个较为艰难持久的历程，患者除了配合医护人员进行积极治疗外，在日常生活中也要做好自我保健。

（1）注意饮食：养成良好的饮食习惯——定时定量，少量多餐、确保营养，以适量的食物中和胃酸，减少对溃疡面的刺激，缓解疼痛,尽量不吃或少吃辛辣、生冷类食物,少饮用浓茶、咖啡等刺激性饮品,以避免胃黏膜损害,不利于溃疡的愈合;供给充足的维生素与矿物质,如维生素 A、维生素 B 族和维生素 C 有促进溃疡愈合的作用,建议常吃水果和蔬菜,这样不仅可预防溃疡病,还能提供充足的矿物质。

(2)必须坚持长期服药:由于胃溃疡是慢性病,且易复发,要使其完全愈合,就必须坚持长期服药。一般来说,一个疗程要服药 4~6 周,疼痛缓解后还得巩固治疗 1~3 个月。

(3)避免精神紧张:胃溃疡是一种典型的心身疾病,心理因素对胃溃疡影响很大。精神紧张、情绪激动或过分忧虑会对大脑皮质产生不良的刺激,引起植物神经功能紊乱,不利于食物的消化和溃疡的愈合。保持轻松愉快的心境,是治愈胃溃疡的关键。

(4)避免服用对胃黏膜有损害的药物:有些药物,如阿司匹林、地塞米松、强的松(泼尼松)、消炎痛(吲哚美辛)等,对胃黏膜有刺激作用,可加重胃溃疡的病情,应尽量避免使用。

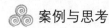 **案例与思考**

老杨出院后的日常健康管理

杨先生,68 岁,以“间断中上腹痛,呕血、黑便一月余”为主诉入院治疗。一个月前曾无明显诱因出现呕血 3 次,色鲜红,量约 50 毫升/次,伴中上腹痛,随后排柏油样(黑褐色)大便 1 次,门诊以“消化性溃疡伴上消化道出血”为诊断收入治疗。自发病以来,杨先生无头晕、发热、乏力、心悸,食欲稍有减退。无高血压、冠心病、糖尿病病史,有 10 多年吸烟史,每天吸烟 1 包。

住院后,医生对其进行对症处理,杨先生的症状得到有效缓解,并且很快出院。出院时,护士告知他日常生活中需要注意的方面,帮助他今后更好地管理自己的身体。

首先，由于紧张、焦虑的心理可增加胃酸分泌，使疼痛加重或溃疡复发，因此杨先生平时生活中宜身心放松，胸怀宽广，保持乐观，以促进溃疡愈合。

其次，在饮食方面应定时进餐，不宜过饱。生活要有规律，避免辛辣、咖啡、浓茶等刺激性食物及饮料；应积极戒烟，因为烟雾中的尼古丁可直接损害胃黏膜，使胃酸分泌过多而加重病情。

第三，应根据病情严格掌握活动量，以不感到劳累和诱发腹痛、穿孔为原则，餐后避免剧烈活动，起床和如厕时动作宜慢，防止体位性低血压而晕倒。避免过度疲劳，要劳逸结合。夜间疼痛时加服一次制酸药，保证夜间睡眠。

最后，应坚持正规治疗、合理休息、合理饮食原则，不自行停药，禁用或慎用非甾体消炎药物；在秋冬或冬春变换季节应注意保暖。定期到门诊复查，如有疼痛持续不减、规律性消失、排黑便等表现应立即到门诊就诊。

第二章　慢性结肠炎

 问题1：什么是慢性结肠炎？

慢性结肠炎是一种慢性、反复性、多发性、因各种致病原因导致的肠道炎性水肿、溃疡、出血病变。病变局限于黏膜及黏膜下层，常见部位为乙状结肠、直肠，甚至整个结肠。本病特征是病程长，慢性反复发作，以腹痛、腹泻为主要特征，黏液便、便秘或腹泻交替性发生，时好时坏，缠绵不断，可见于任何年龄。

慢性结肠炎的病因复杂，一般认为与感染、免疫遗传、环境、食物过敏、防御功能障碍及精神因素有关。

（1）过敏因素：主要是肠道性过敏,偶尔也累及皮肤。有些老人对鱼类、虾、蟹、牛乳等高蛋白食物过敏,是因为这些异体蛋白进入人体后产生大量的组胺物质,由此引发过敏性反应。

（2）感染因素：每当发病时,如果使用抗生素能不同程度地控制病情,说明该病与致病菌相关。

（3）滥用抗生素：滥用抗生素导致肠道菌群失调,或出现耐抗生素菌株引起的肠炎。

目前常用结肠镜做全结肠检查,同时做多处活组织检查以便与克罗恩病性结肠炎相区别,组织病理活检是诊断慢性结肠炎的"金标准"。

问题2：慢性结肠炎患者应该如何进行治疗?

本病由于病因不明,病程长,反复发作,故在治疗上较为困难。平时用药可以缓解症状;如果用药难以控制,或者并发症较多,应考虑手术治疗。务必坚持治疗,否则容易复发。

患者须在医嘱指导下合理用药,包括:

1. 病因治疗

（1）抗感染药：根据细菌培养及细菌药敏试验,选用针对致病菌的抗感染药物,如氟哌酸(诺氟沙星)胶囊、环丙沙星、甲硝唑、柳氮磺胺吡啶水杨酸制剂(艾迪莎、美沙拉嗪)等,或抗生素保留灌肠,如复方诺氟沙星灌肠液。

（2）皮质类固醇：常用药为强的松或地塞米松,但目前并不认为长期激素维持可防止复发。

2. 对症治疗

（1）胃肠解痉药：如阿托品、普鲁本辛(溴丙胺太林)等。

（2）止泻药：如复方樟脑酊、思密达(十六角蒙脱石)、洛哌丁胺等。

（3）肠道菌群调节药：如双歧杆菌活菌制剂、双歧三联活菌制剂、乳酸杆菌等。

（4）增加胃肠蠕动药：如吗丁啉(多潘立酮)、西沙比利等。

（5）缓解便秘药：如口服果导片，外用石蜡油、开塞露等。

 问题3: 慢性结肠炎患者在日常生活中应该注意哪些方面?

慢性结肠炎患者除了必须到正规医院治疗外，在日常生活中还要注意以下几个方面：

（1）注意劳逸结合，不可太过劳累，保持良好睡眠。暴发型、急性发作和严重慢性型患者应卧床休息。

（2）注意衣着，保持冷暖适宜。适当进行体育锻炼，以增强体质。

（3）一般应进食相对清淡、柔软、易消化、富有营养和足够热量的食物。宜少量多餐，补充多种维生素。勿食生、冷、高脂肪油腻及多纤维素的食物。

（4）注意食品卫生，避免诱发肠道感染或加重本病。忌烟酒、辛辣食品、牛奶和乳制品。

（5）保持心情舒畅，避免精神刺激，解除各种精神压力。

第三章 便 秘

 问题1: 便秘这一常见症状是怎样引起的?

便秘是指排便频率减少，1周内排便次数少于2～3次，排便困难，大便干结。部分正常人习惯于隔几天排便1次，但无排便困难与大便干结，故不能以每天排便1次作为正常排便的标准。便秘从病因上可分为器质性和功能性两类，其中以功能性便秘最常见。便秘的常见原因主要有：

（1）饮食结构不合理。食物过于精细及食物纤维摄入不足，致使肠道运动功能减弱，使粪便在肠道中停留时间过长。

（2）生活习惯不良。工作之余或饭后不注意活动，使胃肠的消化功能和运动功能不断减弱。

（3）排便习惯不良。平时不注意养成良好的排便习惯,久而久之则出现排便困难,导致便秘。还有一些人一有排便困难便吃泻药,造成肠道运动功能紊乱,从而降低了直肠对粪便反射的感受力。

（4）胃肠机能衰退。老年人的便秘往往与胃肠道组织细胞的衰退有关。人到老年之后,胃肠分泌功能减弱,肠壁上的肌肉萎缩,肠道运动功能下降,肠道对粪便的推动力减弱,从而使排便变得费力,排便时间延长。

（5）药源性便秘。长期服用某些药物也是造成便秘的重要因素。临床观察表明,经常服用镇静剂、铁制剂、利尿剂、泻药等均有可能导致便秘。

 问题2: 如何治疗慢性便秘?

1. 一般治疗

包括饮食、运动锻炼、改变不良习惯等。

（1）患者应采取合理的饮食结构,如增加膳食纤维含量,增加饮水量,以加强对结肠的刺激。

（2）养成良好的排便习惯,如晨起排便、有便意及时排便,避免用力排便。

（3）增加活动,运动锻炼对于正常人的排便很有帮助。

（4）及时纠正生活中的紧张情绪,减缓工作节奏,积极调整心态。

2. 药物治疗

须在医生指导下使用药物,包括:

（1）容积性泻剂:主要包括可溶性纤维素(果胶、车前草、燕麦麸等)和不可溶性纤维(植物纤维、木质素等)。容积性泻剂起效慢而副作用小、安全,故对轻症便秘有较好疗效,但不适于作为暂时性便秘的迅速通便治疗。

（2）润滑性泻剂:润滑性泻剂能润滑肠壁,软化大便,且使粪便易于排出,使用方便,如开塞露、矿物油或液状石蜡。

（3）盐类泻剂：如硫酸镁、镁乳,这类药可引起严重不良反应,临床应慎用。

（4）渗透性泻剂：常用的药物有乳果糖、山梨醇、聚乙二醇4000等。适用于粪块嵌塞或作为慢性便秘者的临时治疗措施,对容积性轻泻剂疗效差的便秘患者来说是较好的选择。

（5）刺激性泻剂：包括含蒽醌类的植物性泻药（大黄、番泻叶、芦荟）、酚酞、蓖麻油、双酯酚汀等。刺激性泻剂应在容积性泻剂和盐类泻剂无效时才使用,而且有的较为强烈,不适于长期使用。长期应用蒽醌类泻剂可造成结肠黑便病或泻药结肠,引起平滑肌的萎缩并损伤肠肌间神经丛,反而加重便秘,停药后可逆。

（6）促动力剂：莫沙必利、伊托必利有促胃肠动力作用,普卢卡比利可选择性作用于结肠,以上三种可根据情况选用。

 问题3：便秘会对老年人造成什么严重危害？日常生活中应该如何预防便秘？

便秘患者往往需要动员全身的力量来排出大便,腹压增加或用力过猛会使血压升高、心率加快、心肌耗氧量增加、心脏负荷加重。老年便秘患者因排便时坐位或蹲位时间较久,加上过度用力可出现头晕、乏力、心慌、气短、出汗等症状,诱发排便性昏厥、血压升高、脑供血不足,甚至脑血管破裂,还可诱发心绞痛,甚至发生急性心肌梗死、心律失常、主动脉瘤或心脏室壁瘤破裂而猝死。这是对老年人最大的威胁,应引起警惕,老年朋友切忌用力排便。

患有便秘的老年朋友日常生活中应注意以下几点：

（1）避免进食过少或食物过于精细、缺乏残渣纤维素,因为那样会导致对结肠运动的刺激减少。

（2）避免排便习惯受到干扰。精神因素、生活规律的改变、长途旅行过度疲劳等原因可导致未能及时排便,也易因此引起便秘。

（3）避免滥用泻药。滥用泻药会使肠道的敏感性减弱,形成对某些泻药的依赖性,从而造成便秘。应谨慎使用泻药。

(4) 合理安排生活和工作,做到劳逸结合。适当的文体活动,特别是腹肌的锻炼有利于胃肠功能的改善,这对于久坐少动和精神高度集中的脑力劳动者更为重要。

(5) 养成良好的排便习惯,每日定时排便,形成条件反射,建立良好的排便规律。有便意时不要忽视,应及时排便。排便的环境和姿势尽量舒适,免得抑制便意、破坏排便习惯。

(6) 如无需要限制饮水的特殊情况,建议患者每天至少喝6杯(每杯250毫升)水,进行中等强度的锻炼,并养成定时排便的习惯(每天2次,每次15分钟)。由于睡醒及餐后结肠的蠕动通常会增强,从而将粪便向结肠远端推进,所以晨起及餐后是最佳的排便时间。

(7) 及时治疗肛裂、肛周感染、子宫附件炎等疾病,切忌擅自使用洗肠等有强烈刺激性的方法。

第四章　胃肠镜检查

 问题1: 什么是胃镜检查?

胃镜检查是消化系统疾病常用的检查方法,医生借助一条纤细、柔软的管子伸入胃中,便可直接对胃、十二指肠进行观察。它是明确诊断胃和十二指肠疾病最有效、最直接的检查手段,能够早期发现胃溃疡、炎症、恶性病变、息肉等各种疾病。

由于传统插管胃镜会造成患者疼痛、呕吐等不适,目前技术成熟的无痛胃镜检查系统受到胃病患者及医生的青睐,正日益成为胃肠疾病检查的首选方法。此项检查技术可以使患者在安静、舒适、无痛的浅睡眠状态下接受全面检查,有效避免了恶心、呕吐、疼痛所导致的各种不良反应,使医生可以更全面、从容地进行检查。

胃镜检查的适应证有：

（1）不明原因的上消化道症状，包括上腹不适、胀、痛、胃灼热及反酸、吞咽不适、哽噎、嗳气、呃逆及不明原因的食欲缺乏、体重下降、贫血等。

（2）上消化道钡餐造影检查不能确定病变或症状与钡餐检查结果不符者。

（3）原因不明的急（慢）性上消化道出血，前者可行急诊胃镜检查，以确定病因并进行止血治疗。

（4）须随访的病变，如溃疡病、萎缩性胃炎、癌前病变等。

（5）高危人群（如食管癌患者、胃癌高发区人群）的普查。

（6）适于胃镜下治疗者，如胃内异物、胃息肉、食管贲门狭窄等。

问题2：胃镜检查前后需要注意什么？

1. 胃镜检查前的注意事项

（1）检查前1天禁止吸烟，以免检查时因咳嗽而影响插管；禁烟还可减少胃酸分泌，便于医生观察。

（2）检查前患者至少要空腹6小时。如当日上午检查，前一天晚餐后就要开始禁食，当日不吃早餐；如当日下午检查，早餐可吃清淡半流质食物，中午禁食。重症及体质虚弱者禁食后如体力难以支持，检查前应静脉注射高渗葡萄糖液。

（3）为了消除患者的紧张情绪，检查胃液分泌及胃蠕动，驱除胃内的气泡，使图像更清晰，必要时医生在检查前20～30分钟要给患者用镇静剂、解痉剂和祛泡剂。对此，患者应有所了解，并给予配合。

（4）为了使胃镜能顺利地通过咽部，做胃镜检查前一般要用咽部麻醉药，患者应积极配合。

2. 胃镜检查结束后的注意事项

（1）做完胃镜半小时内，咽部麻醉药仍有残余作用，因此不要喝水、进食，以免误入气管引起呛咳或发生吸入性肺炎。

（2）咽部可能会有疼痛或异物感,口含碘喉片、草珊瑚含片等,症状可减轻或消失。

（3）做了活检的患者(特别是老年人),检查后 1~2 日内,应进食半流质饮食,忌食生、冷、硬和有刺激性的食物。禁止吸烟、饮酒、喝茶和浓咖啡,以免诱发创面出血;注意有无黑便,若大便呈柏油或沥青样,则提示有上消化道出血,应及时到医院就诊。

 问题 3：什么是肠镜检查?

肠镜检查是经肛门将肠镜循腔插至回盲部,从黏膜侧观察结肠病变的检查方法,它是目前诊断大肠黏膜病变的最佳手段。通过肠镜检查能大大提高肠道肿瘤的检出率,对临床诊断治疗有极大的帮助。随着人们生活条件的改善和饮食习惯的改变,我国肠癌的发病率正在不断上升,尤其在一些大城市里,肠癌的发生率显著高于农村。肠镜检查是早期发现肠道疾病的最佳方法。美国医学界提出,年龄超过 50 岁的无症状者,应行第一次肠健康检查。在中国,由于肠癌的发病年龄较西方人早,因而有专家提出,中国人的第一次肠镜检查时间应提早到 40 岁。

结肠镜检查的适应证主要有：不明原因的下消化道出血;不明原因的慢性腹泻;不明原因的低位肠梗阻;疑大肠或回肠末端肿瘤;大肠息肉、肿瘤出血等病变须做肠镜下治疗;结肠术后及结肠镜治疗术后需定期复查肠镜者;大肠癌普查;家族中有大肠癌或腺瘤患者,需要进行体检者;从来没做过肠镜检查的 40 岁以上者的健康体检。

 问题 4：肠镜检查前后需要注意什么?

1. 预约肠镜检查时的注意事项

（1）如果长期便秘,请向医师说明。检查前 3 天可服用少量乳果糖或小剂量硫酸镁溶液。

（2）如果需要肠镜下做电切等治疗,并且同时服用阿司匹林、氯吡格雷、华法林等抗凝药,一定要向医师说明。

2. 肠镜检查前及检查中的注意事项

肠道准备是进行肠镜检查的必要条件,肠道准备清洁效果直接影响肠镜的检查结果。肠镜检查前肠道准备不足,将会导致粪便遮盖病变,影响内镜的进镜和观察,也是内镜检查常规漏诊和失败的原因,而且还会给患者带来一定痛苦,因此,患者在肠镜检查前保证肠道准备良好至关重要。结肠镜检查前及检查过程中应注意以下方面:

(1)检查前 1~2 天禁食红色或多籽食物,如西瓜、西红柿、猕猴桃等,以免影响肠镜检查。检查前一天午餐、晚餐吃少渣半流质食物,如稀粥、烂面、蒸蛋、肉松、藕粉等。不能吃蔬菜、水果等多渣的食物和奶制品。

(2)检查当日禁食,如出现头晕、心悸、饥饿等低血糖反应,可适当喝一点白糖水。

(3)在肠镜检查前 4~6 小时,服用聚乙二醇等渗溶液 2~3 升,2 小时内服完。在服用泻药半小时左右会出现"腹泻",通常在 7~10 次左右,直到没有可见固体粪便渣,肠道准备即完成。

(4)如果常规服用降压药,可以在服用缓泻剂前 1 小时服用。糖尿病患者因为没有进食,所以不用服降糖药。

(5)检查时,患者应先取左侧卧位,腹部放松,并屈膝。检查中按医生的要求更换体位。

(6)检查中如有疼痛,应立即向医生诉说,以便于医生安全插镜。

3. 肠镜检查结束后的注意事项

(1)饮食。如果没有进行病理活检,检查后 2 小时即可进食;如果进行了病理检查,4 小时后进食清淡、较冷的食物。

(2)活动。常规肠镜检查者可以活动,但宜减少活动量;行活检或内镜下治疗术者,术后 3 天内勿做剧烈活动。

(3)检查后可能会出现腹胀,多因检查时向肠腔内注气所致,可进行腹部按摩,待排气后可缓解。

（4）检查后如有剧烈腹痛、腹胀、便血等情况发生，应立即去医院就诊。

第五章 大肠癌

 问题1：什么是大肠癌？

大肠癌是常见的恶性肿瘤，包括结肠癌和直肠癌。大肠癌的发病部位从高到低依次为直肠、乙状结肠、盲肠、升结肠、降结肠及横结肠，近年有向近端（右半结肠）发展的趋势。其发病与生活方式、遗传、大肠腺瘤等关系密切。早期肠癌的临床特征主要是便血和排便习惯改变。在癌肿局限于直肠黏膜时便血作为唯一的早期症状占85%，可惜往往未被患者重视。中、晚期肠癌患者除一般常见的食欲缺乏、体重减轻、贫血等全身症状外，尚有排便次数增多、排便不尽、便意频繁、里急后重等癌肿局部刺激症状。如癌肿增大可致肠腔狭窄，出现肠梗阻征象。肠癌到晚期常侵犯周围组织器官，如侵及膀胱和前列腺，可引起尿频、尿急和排尿困难；侵及骶前神经丛时，可出现骶尾和腰部疼痛。直肠癌还可以向远处转移至肝脏，引起肝肿大、腹水、黄疸甚至恶液质等表现。

问题2：肠癌的诊断方法有哪几种？

肠癌的诊断方法主要有以下几种：

（1）直肠肛门指检。肛门指检简单易行，目前直肠指检仍是直肠癌手术前一系列检查中最基本的检查方法。

（2）大便隐血试验。此方法简单易行，是大肠癌普查初筛方法和结肠疾病的常规检查。

（3）血红蛋白检查。凡原因不明的贫血，建议做纤维结肠镜检查以查明原因。

（4）血清癌胚抗原检查。癌胚抗原检查不具有特异性的诊断价值,但对估计预后、检测疗效和判断复发方面具有一定参考价值。

（5）肠镜检查。凡是便血或大便习惯改变、经直肠指检无异常发现者,应常规进行乙状结肠镜或纤维结肠镜检查。内镜检查能在直视下观察病灶情况,并能取活检做病理学诊断。纤维结肠镜检查就目前而言是对大肠内病变诊断最有效、最安全、最可靠的检查方法,绝大部分早期大肠癌可由内镜检查发现和确诊。

（张媛媛,钮美娥）

第 五 篇

泌尿系统慢病

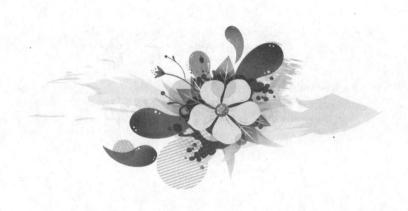

第一章　前列腺增生

 问题1：什么是前列腺增生？

前列腺增生是老年男性常见疾病，是尿道周围前列腺组织内上皮细胞和间质细胞的增生。前列腺增生的发病率随年龄增加而增高。男性在50岁前很少出现前列腺问题，50岁以后50% ~ 75%的男性出现前列腺增生症状，70岁以上的男性中有90%以上有前列腺异常，80岁时高达83%。除了年龄和性激素水平与前列腺增生发生率有关外，吸烟、饮食、肥胖、饮酒、性生活不当等也会导致前列腺增生的发生。

 问题2：老年人为什么易患前列腺增生？

前列腺增生的主要患病人群是35岁以上的中年和老年男性。

（1）年龄原因。随着年龄的增长，睾酮、双氢睾酮以及雌激素发生改变并失去平衡，老年男性睾丸逐步萎缩，睾丸功能下降，睾酮比例下降，前列腺得不到应有的支持而发生腺体组织增生，而这种情况补充睾酮无效。

（2）饮食原因。经常酗酒或长期饮酒，进食辛辣刺激性食物，会刺激前列腺增生。

（3）缺乏锻炼。缺乏体育锻炼，动脉易于硬化，从而引起前列腺局部血液循环不良，也会导致本病的发生。

 问题3：前列腺增生有哪些症状及表现？

前列腺增生主要表现为两组症状：一组是膀胱刺激症状；另一组是因前列腺增生阻塞尿路产生的梗阻性症状。此外还可出现血尿和尿潴留等症状。

（1）膀胱刺激症状。表现为尿频、尿急、夜尿增多及急迫性尿失禁。尿频是前列腺增生的早期信号,尤其夜尿次数增多更有临床意义。原来不起夜的老人出现夜间 1～2 次的排尿,往往意味着早期梗阻的来临,而从每夜 2 次发展至每夜 4～5 次甚至更多,则说明了病变的发展和加重。

(2)梗阻性症状。表现为排尿无力、尿线变细和尿滴沥。由于增生前列腺的阻塞,患者排尿要使用更大的力量克服阻力,以致排尿费力,增生前列腺将尿道压瘪致尿线变细。随着病情的发展,还可能出现排尿中断、排尿后滴沥不尽等症状。当感到有尿意时,要站在厕所里等好一会儿,小便才"姗姗"而来,且尿流变细,排出无力,射程也不远,有时竟从尿道口线样滴沥而下。

(3)血尿。增生的前列腺血管丰富,这些血管在压力增高的情况下容易发生破裂,使得尿液中带血,此即为血尿,又称尿血。正常情况下,尿液中是没有红细胞的。医学上把病人尿液离心沉淀后,用显微镜来检查,如果每个高倍视野中有 5 个以上的红细胞,即为血尿。

(4)尿潴留。前列腺增生较严重的晚期患者梗阻严重时,可因受凉、饮酒、憋尿时间过长或感染等原因导致尿液无法排出而发生急性尿潴留。

 问题 4:前列腺增生有何严重后果?

前列腺增生的主要危害是尿道梗阻,严重梗阻可以引起膀胱和肾脏功能紊乱。

尿道梗阻时,最初是膀胱逼尿肌代偿肥厚,增加收缩力以维持尿功能平衡。长期代偿,膀胱壁肌束增厚突出形成小梁,小梁之间形成小室。当膀胱代偿失调时,逼尿肌收缩力减弱,逼尿肌开始逐渐萎缩,膀胱壁变薄、扩张,残余尿越来越多。残余尿的增加导致膀胱内压增高到一定程度后,尿液即反流入输尿管,使输尿管和肾盂扩张,引起肾积水而损坏肾功能,严重者出现慢性肾功能衰竭。

此外,前列腺增生结节可有继发增生性变化,如癌变等。

问题5：如果怀疑是前列腺增生，应该去医院哪个科室就诊呢？

如果日常生活中发现类似前列腺增生的表现，可以到医院的泌尿外科门诊挂号就诊。

 问题6：前列腺增生可以通过哪些检查辅助诊断？

（1）前列腺直肠指诊。这是最简单且必须要进行的检查方法，主要是为了了解前列腺的形态、大小、硬度，表面是否光滑，有无结节与压痛，中央沟是否存在、变浅或消失，腺体是否固定，触诊有否捻发感等，同时了解肛门括约肌、直肠及精囊情况。要求在膀胱排空后进行。前列腺增生时，腺体可在长度或宽度上增大，或二者均有增大。直肠指诊若发现前列腺上有可疑硬结，应做穿刺活检，以排除前列腺癌的可能。

（2）B超检查。通过该检查可以观察到前列腺的大小、形态及结构。经直肠B超检查时还可以从排尿期声像图判断尿道的变形、移位，了解下尿道梗阻的动态变化，也可以了解治疗后的状态。

（3）尿流动力学检查。通过该项检查可较完整地对排尿功能做出客观评价，其中最大尿流率、平均尿流率、排尿时间及尿量意义较大。最大尿流率为重要的诊断指标，应注意尿量对最大尿流率结果的影响。检查过程中排尿量为250～400毫升者为本项检查的最佳尿量，150～200毫升者为最小尿量。对多数50岁以上的中老年男性而言，最大尿流率达到15毫升/秒即属正常。测定尿流率时，同步进行膀胱测压有助于判断逼尿肌功能及其损害程度，以准确掌握手术时机。下尿道梗阻后，如逼尿肌持续有无抑制性收缩，将会进展为低顺应性和高顺应性膀胱，手术后尿流率虽可恢复正常，但逼尿肌功能有时难以恢复。

（4）残余尿测定。由于膀胱逼尿肌可以通过代偿的方式克服增加的尿道阻力，将膀胱内尿液排空，因此即使前列腺增生早期无残余尿也不能排除下尿路梗阻的存在。用经腹B超测定残余尿的方法更加简单,不仅无痛苦,而且可以重复进行。

（5）泌尿系造影。前列腺增生时,膀胱底部可以抬高、增宽,静脉尿路造影片上可见两侧输尿管口间距增大,输尿管下段呈钩形弯曲,如有肾和输尿管积水则多为双侧性,但扩张程度也可能并不一致。膀胱区可见突出的充盈缺损,为前列腺突入所致。

（6）膀胱镜检查。正常男性精阜至膀胱颈部的距离约为 2 厘米,颈部呈凹面、后唇平坦。前列腺增生时后尿道延长,腹部形态随各叶增生程度而改变,自凹面消失至腺叶凸出。尿道受压变为裂缝。膀胱底部下陷,输尿管口间距及与膀胱颈距离增宽。

 问题 7：前列腺增生该如何治疗？

下尿路症状是前列腺增生患者的切身感受,下尿路症状及其所致生活质量的下降是患者寻求治疗的主要原因。因此,下尿路症状以及生活质量的下降程度是选择治疗措施的重要依据。治疗方法包括观察等待、药物治疗、外科治疗等。

观察等待是一种非药物、非手术的治疗措施,接受观察等待的患者在随访至 1 年时 85% 保持病情稳定,5 年时 65% 无临床进展。观察等待治疗的患者主要接受生活方式的指导和排尿训练。在夜间或出席公共社交场合时可以通过适当限制饮水达到一定的缓解尿频症状的目的,但每日水的摄入量不应少于 1500 毫升。酒精和咖啡具有利尿和刺激作用,可以引起尿量增多、尿频、尿急等症状,因此应适当限制酒精类和含咖啡因类饮料的摄入。指导患者排空膀胱的技巧,如重复排尿等。让患者进行精神放松训练,使其把注意力从排尿的欲望中转移开。让患者进行膀胱训练,鼓励患者适当憋尿,以增加膀胱容量和排尿间歇时间。

药物治疗和外科治疗详见"问题 8"和"问题 9"。

 问题 8：治疗前列腺增生的常用药物有哪些？

目前,治疗前列腺增生的药物主要有以下 4 类:

（1）α-肾上腺素受体阻滞剂,如高特灵（特拉唑嗪）、哌唑嗪等。这类药物起效快,一般用药 3～5 天,80% 的症状会得到明显改善。对于同时患有高血压、高血脂者,选用高特灵既可治疗前列腺增生,又能降血压降血脂,一举两得。但这类药物不能使增生的前列腺缩小,长期使用会出现耐受现象,副作用也较多,如可能引起直立性低血压,还可能会有心动过速、鼻塞等副作用。

（2）5α-还原酶抑制剂,如保列治。保列治能缩小前列腺的体积,增加尿流量,改善排尿受阻症状,且副作用小,但最大疗效在用药半年后才出现,停药后症状会复发,要维持疗效就必须长期用药。不过,若保列治与 α-肾上腺素受体阻滞剂联合应用,能获得协同作用,提高近期和远期疗效。

（3）抗雄激素药。应用最广者为黄体酮类药物,它能抑制雄激素的细胞结合和核摄取,或抑制 5α-还原酶,从而干扰双氢睾酮的形成。黄体酮类药物有甲地孕酮、醋酸环丙氯地孕酮、醋酸氯地孕酮、己酸孕诺酮等。抗雄激素药使用一段时间后能使症状及尿流率改善,残余尿减少,前列腺缩小,但停药后前列腺又增大,症状亦复发,且近年发现此类药物会加重血液黏滞度,从而增加心脑血管病发生率。黄体生成素释放激素类似物对垂体有高度选择作用,长期应用可以使睾丸产生睾酮的能力下降,甚至不能产生睾酮而达到药物除睾的作用。

（4）其他还包括 M 受体拮抗剂、植物制剂、中药等。

问题9：前列腺增生在什么情况下需要进行手术?

重度前列腺增生患者或下尿路症状已明显影响生活质量的患者,尤其是药物治疗效果不佳或拒绝接受药物治疗的患者可选择手术治疗。反复尿潴留（至少在一次拔管后不能排尿或两次尿潴留）、反复血尿、5α 还原酶抑制剂治疗无效、反复泌尿系感染、膀胱结石、继发性上尿路积水（伴或不伴肾功能损害）、前列腺增生合并膀胱大憩室、腹股沟疝、严重的痔疮或脱肛、临床判断不解除下尿路梗阻难以达到治疗效果者,应当考虑外科治疗。

问题 10：前列腺增生患者在日常生活中应如何保健？

前列腺增生患者进行积极的日常自我保健，对配合治疗和疾病转归有十分重要的意义。

（1）多饮水，保证每日足够的尿量。多饮水能起到内冲洗的作用，可以有效预防尿路感染。

（2）饮食应以清淡易消化为主，多吃蔬菜瓜果，少食辛辣刺激之品，不吸烟、忌饮酒，以减少前列腺充血的机会，预防粪便干燥。

（3）切忌长时间憋尿，以免损害排尿肌功能而加重病情。

（4）对于性生活，既不纵欲，亦不禁欲，可根据年龄和健康状况而定。但有尿潴留病史者当小心谨慎，最好禁止性生活。

（5）切忌过度劳累。过度劳累会耗伤中气，中气不足会造成排尿无力，容易引起尿潴留。

（6）及时治疗泌尿生殖系统感染，积极预防尿潴留的发生。

（7）适度进行体育活动有助于机体抵抗力的增强，并可改善前列腺局部的血液循环。

（8）调节情绪，放松心情，保持心情舒畅，避免忧思恼怒。生活压力可能会增加前列腺肿大的机会。当生活压力减缓时，前列腺增生症状会得到缓解，因而平时应尽量保持心情放松。

（9）洗温水澡可以缓解肌肉与前列腺的紧张，减缓不舒适症状，经常洗温水澡无疑对前列腺增生患者十分有益。如果每天用温水坐浴会阴部 1～2 次，同样可以收到良好效果。

（10）防止受寒。不要久坐在凉石上，因为寒冷会使交感神经兴奋增强，导致尿道内压增加而引起逆流。

（11）避免摩擦。会阴部摩擦会加重症状，应少骑自行车，更不能长时间或长距离地骑自行车或摩托车。

（12）掌握骨盆肌肉收缩的锻炼方法。深吸一口气，同时收缩上提肛门肌肉，坚持 6～10 秒，然后呼气。重复进行，每次 5～10 分钟，每日 2～3 次，循序渐进，根据个人情况而定。

（13）有些患者在微创治疗后，坏死组织全部脱落，创面黏膜组织修复需30天,排尿困难症状需2周后开始逐渐改善,少数尿潴留病人需留置尿管3~4周后方能恢复自行排尿。这类病人应多饮水,观察排尿情况,耐心等待治疗效果。

(14)及时治疗。应及时、彻底地治疗前列腺炎、膀胱炎与尿道结石症等。

(15)按摩小腹。按摩小腹,点压脐下气海、关元等穴,有利于膀胱功能的恢复。小便后稍加压力按摩,可促进膀胱排空,减少残余尿液。但值得提醒的是,前列腺增生症发生缓慢,病程长,若能从中年时就开始预防,效果会更好。

(16)生活中注意遵医用药,定期检查,不憋尿、不饮酒、不饮咖啡及浓茶,少食刺激性食物,少骑自行车,安排适当的体育活动,保持良好而稳定的心态,坚持"一个中心,两个基本点"——以健康为中心,坚持合理膳食(低盐、低脂、七分饱),坚持运动。

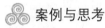 案例与思考

自我护理和训练能改善排尿困难吗?

王先生,67岁,近日因"排尿困难"入院。入院时神智清,精神好,营养中等。5年前王先生出现尿频、尿急、尿痛,每日约尿13次,夜尿5~6次,伴排尿等待、排尿费力、尿不尽感,无肉眼血尿,无发热腰腹部疼痛,能自行排尿,然尿线明显变细,尿频尿急反复出现。15天前王先生排尿困难突然加重,改变体位后并无好转,医生诊断王先生患的是"前列腺肥大",要在泌尿外科住院治疗。

住院以后,王先生进行了各项检查,结果指标都是正常的,于3日后行前列腺增生部等离子电切手术。术后护士提醒王先生手术刚结束是不能吃饭喝水的,同时给了他一些抗炎止血营养药物支持应用。手术后王先生身上带有一根导尿管,且为生理盐水持续冲洗的状态。

出院前医护人员叮嘱王先生今后要注意自我护理,具体注意事项有:

(1) 注意观察排尿情况,注意排尿的次数和特点,特别是夜尿的次数。要多喝水,以起内冲刷作用,有利于预防尿路感染,且要定期到医院进行复查。

(2) 营养方面要注意均衡、清淡,忌辛辣、饮酒。多吃蔬菜等粗纤维食物,保持大便通畅,防止便秘致血压升高和切口裂开。

(3) 不要受凉、劳累,以防急性尿潴留。不仅要避免久坐,还要经常参加体育锻炼。

(4) 术后1~2个月内王先生一定要避免剧烈活动,如跑步、骑自行车、性生活等,防止继发性出血。

(5) 经常锻炼提肛肌,以尽快恢复尿道括约肌功能,防止溢尿。具体方法是:吸气时缩肛,呼气时放松肛门括约肌。

第二章　慢性肾衰竭与腹膜透析

 问题1: 肾脏有哪些功能?

肾脏的主要功能是净化血液。它们每天负责清除大量的代谢废物,通过输尿管、膀胱、尿道这样一个"下水道"系统以尿的形式排出来。除了清除代谢废物外,肾脏还有其他重要功能:清除体内多余的水分;产生促红细胞生成素,促进骨髓产生红细胞;维持电解质和酸碱平衡,如排除钾离子、氢离子,重吸收碱性盐等。

 问题2: 什么是肾衰竭?

一旦肾脏的工作状态出现问题,其排泄功能部分或全部丧失,体内的代谢废物将越积越多,人会渐渐出现厌食、乏力、失眠、恶心、呕吐、脚肿等症状,这种情况在医学上叫肾衰竭。各种原因造成的肾脏损害都有可能成为导致肾衰竭的元凶,最常见的是慢性肾小球肾炎、高血压、糖尿病、系统性红斑狼疮、痛风等。

问题3：哪些因素会导致慢性肾衰竭？

原发性肾小球疾病、糖尿病肾病、高血压肾损害是导致慢性肾衰竭的三大主要病因。其他常见病因有原发性肾小球疾病、继发性肾小球疾病、肾小管间质疾病、肾血管疾病、遗传性肾病等。

问题4：慢性肾衰竭有哪些症状和表现？

慢性肾衰竭病变复杂,可累及人体各个脏器。食欲缺乏是其最早期的表现,还会有恶心、呕吐、腹泻、腹胀和口腔黏膜溃烂、口气有尿味等表现,大部分人会出现高血压、心力衰竭、与透析相关的心包炎以及动脉粥样硬化。伴有尿毒症的人会出现贫血、皮下出血、鼻出血等症状,很容易诱发感染。肺部可出现尿毒症性支气管炎、肺炎、胸膜炎。如果累及神经和肌肉,早期常有疲乏、失眠、注意力不集中,后期可出现性格改变、抑郁、记忆力下降、谵妄、幻觉、昏迷。慢性肾衰竭会导致面色较深而萎黄、轻度浮肿,还会引起肾性骨营养不良以及内分泌失调。

问题5：慢性肾衰竭如何治疗？

（1）积极治疗原发病,阻抑或延缓慢性肾衰竭的进展。

（2）严格控制血压：针对血压的控制, >60 岁的老年人,血压应控制在 150/90 毫米汞柱以内；<60 岁的患者或合并糖尿病或慢性肾脏病者,血压应控制在 140/90 毫米汞柱以内,超过上述界限应开始降压。降压措施包括生活方式的调整（强调低盐饮食）和降压药物的同时启用。降压药物首选卡托普利、硝苯地平、普萘洛尔、肼屈嗪等。

（3）控制血糖：糖尿病肾病是导致慢性肾衰竭的重要原发病,严格控制血糖可减缓糖尿病肾病的发展。对于情绪抑郁或有低血糖倾向的老年患者,糖化血红蛋白应控制在 7% ~ 8%。

（4）调节血脂：可采用他汀类药物及依哲麦布片降低低密度脂蛋白胆固醇。非诺贝特可降低甘油三酯水平。

问题 6：慢性肾衰竭患者应该如何合理饮食？

（1）合理的蛋白质饮食。应选取含必需氨基酸丰富的食物,如鸡蛋、牛奶、瘦肉类(鸡、鱼、虾等)。蛋白摄入量一般控制在每天 0.6 ~ 0.8 克/(千克·天)。鸡蛋为首选,因为鸡蛋的必需氨基酸的组成与人体最为接近,最易被人体吸收。适当忌食豆类食品,因为其所含非必需氨基酸较高。临床实践证明,低蛋白麦淀粉与肾用氨基酸制剂配合应用,治疗效果更为显著。

（2）充足的能量摄入。患者的能量摄入应充足,以防止组织分解代谢,提高蛋白质利用率。能量来源应以糖类为主,可采用低蛋白麦淀粉为主食。能量最好达到 126 ~ 147 千焦/(千克·天)。

（3）水分摄入。每日液体的摄入量应为前一日的液体排出量加上 500 毫升,不显性失水。若病人无水肿、高血压、心力衰竭等症状,且尿量趋于正常,则不必限制入水量。

（4）低盐饮食。若无其他禁忌,慢性肾衰竭成人每日钠摄入 <2 克,每日控制食盐在 3 克以下。

（5）矿物质的摄入。病人血钾高,应少食用含钾高的水果和蔬菜,并因有低钙高磷,饮食上应忌食含磷高的食物,并给予高钙饮食,或口服碳酸钙予以补充。肾衰竭患者因维生素 D 的活化过程障碍、钙的吸收不良而造成骨质缺乏,膳食中须补充或口服活性维生素 D 制剂。

问题 7：怎样控制盐的摄入？

盐的主要成分是钠,吃咸的东西(高钠食品)的时候,常表现为口渴、多喝水,这样就加剧了水钠的潴留。血钠水平过高会加重水分在身体里的潴留,使体重增加,血压增高,腿和踝关节肿胀和气短。所以平日里应该少吃含钠高的食品,比如咸肉、火腿、香肠、咸饼干、土豆片、坚果、熏鱼、罐装金枪鱼等。建议每天食盐摄入不超过 3 克。

（1）减少家庭烹饪用盐量。必须强调对具体食盐消耗量的监督，可以用标准汤匙计算每餐的食盐量，精确控制食盐的摄入。如果家庭中有一人需要限盐，建议先将患者需要食用的菜盛出来，然后再将每餐定量的盐撒在菜上。

此外，还可以尝试其他调味品，如低钠盐，但使用低钠盐的时候要注意其中其他化学成分的含量是否对患者有不利影响。当然还可以使用胡椒、花椒、柠檬等其他调味品来增味。

（2）避免食用加工食品。因为加工食品为了延长保质期和增加味觉，预先加了过量食盐，比如英国曾报道一些面包中的食盐含量与海水相同。

（3）定量饮水。用带有刻度的杯子定量饮水，也可用营养成分丰富的水果替代。在口干难受时，还可试试含小冰块或口香糖等。

问题 8：什么是腹膜透析？

腹膜是覆盖在腹腔里的一个半透膜，它就像筛子，把对身体有害的东西滤出去。腹膜透析就是把一种被称为"腹膜透析液"的特殊液体通过一条"腹膜透析导管"灌进腹腔。腹腔内腹膜一侧是废物和多余水分的血液，另一侧是"干净"的腹膜透析液，血液里的代谢废物和多余水分就会透过腹膜跑到腹膜透析液里。一段时间以后，把这些含有代谢废物和多余水分的腹膜透析液从腹腔里放出来，再灌进去新的腹膜透析液，这样不断地循环，就可不断地排出体内的毒素和多余水分了。

问题 9：透析能完全替代原来的肾脏功能吗？

肾脏的功能包括清除体内废物和多余的水分，保持水、电解质和酸碱平衡，维持骨骼的强壮，促进红细胞的生成，控制血压等。透析只能帮助清除部分毒素（不是所有毒素），而不能产生促红素以及其他重要激素。也就是说,肾衰竭后即使通过透析或药物也无法完全替代肾脏的全部功能,因此应该尽可能地保护自身残余肾的功能。

 问题10:透析的目的是什么?它适用于哪些人群?

慢性肾衰竭后,肾脏不能充分行使清除功能,体内的废物越来越多,导致其他脏器渐渐地不能正常工作,最后会危及生命。这时患者需要新的"肾脏"来工作,这种治疗被称为"肾脏替代治疗",以尽可能替代肾脏原有的功能。肾脏替代治疗包括肾移植、腹膜透析和血液透析。无论从生存率还是从生活质量来讲,肾移植都是最佳的选择。但是由于可供移植的肾脏有限和组织配型原因,绝大部分患者还是选择了腹膜透析或血液透析。对慢性肾衰竭的患者来讲,透析是终身性的,完全可以通过透析治疗恢复工作和生活能力,重新扬起生活的风帆。

 问题11:腹膜透析有哪几种类型?

腹膜透析有两种类型,即 CAPD 和 APD。

(1)CAPD:也称为持续非卧床腹膜透析,是人工操作的。每天更换 3～5 次透析液,每次 2000 毫升。

(2)APD:也称为自动化腹膜透析,需要借助腹膜透析机完成。腹膜透析患者在家里每天晚上使用腹膜透析机进行治疗。整个过程由机器自动完成,机器按照预先设置进行自动换液。一般在夜间进行,而白天,患者可以像正常人一样工作和生活。

目前,APD 相对 CAPD 费用要贵些。具体适合哪种腹膜透析,要根据患者的具体情况(如个人需要、经济能力、腹膜特性等)并同医生商讨后决定。目前在中国,90% 以上的慢性肾衰竭患者采用CAPD。

 问题12:哪些老年人不能进行腹膜透析?

以下老年患者不能进行腹膜透析:

（1）存在严重视力、听力、活动、认知等能力障碍,且缺乏家庭照顾者。

（2）合并肺气肿等慢性阻塞性呼吸系统病变及肺功能存在障碍者。

（3）机体代谢状态不稳定,合并有严重营养不良者。

 问题13：如何防治老年腹膜透析患者常见并发症？

老年腹膜透析患者的并发症与普通腹膜透析人群基本相似,但更多有以下表现:

（1）腹膜炎及感染。腹膜炎及感染是导致透析技术失败及患者死亡的重要因素,其主要原因系全身免疫功能下降及营养不良。

（2）营养不良。较年轻患者更为常见,与原发病因及非透析治疗时间的长短有密切关系,但在腹膜透析治疗过程中每天丢失5~15克蛋白质及1.2~4.0克氨基酸也是引起营养不良的重要因素。此外,老年人本身进食少或合并消化系统疾病也对加重营养不良起促进作用。

（3）疝或子宫脱垂。由于老年人腹壁肌肉较薄,张力下降,故开始腹膜透析后腹疝的发病率增加,女性患者子宫脱垂发病率较高。

（4）低血压。主要是因液体进出不平衡(出量＞入量)所致。如果是由心血管功能不佳导致者,应在控制好血容量状态的同时治疗心血管疾病。

（5）便秘。多由透析液影响肠蠕动所致,可应用山梨醇等无刺激性的缓泻剂,适当饮水;避免使用干扰肠功能的药物。

（6）多发性憩室。原有多发性憩室被视为腹膜透析的相对禁忌证。因便秘可诱发憩室炎和憩室穿孔,所以这类患者要特别注意预防便秘。

 问题14：如何处理便秘、皮肤瘙痒和疝气？

1. 便秘

便秘会使大肠因充满粪便而扩张,扩张的大肠压迫腹膜透析

导管,使透析液灌入和排出发生故障。便秘时细菌还有可能进入腹腔引起腹膜炎。防治便秘的主要方法有:

（1）多吃一些高纤维的食品,像纯麦面包和高纤麦片等。

（2）每天进行一些运动,有助于预防便秘。

（3）请医生开一些缓泻药来消除便秘。

2．皮肤瘙痒

这多是由于血液中的磷含量过高,钙从骨中转移至皮下而引起的瘙痒。防治皮肤瘙痒的主要方法有:

（1）减少进食高磷食物。

（2）按医嘱服用磷结合剂,如碳酸钙等,以降低血磷。

（3）不要用香味太浓的香皂或高强度的清洁剂,这些清洁剂有可能刺激皮肤。

（4）在沐浴后用些润肤品可能会有好处,但千万别把润肤品涂抹在导管出口处。

3．疝气

疝气的症状是下腹部局部突出,这是肠管凸出腹壁所致。大多数人是因为剧烈活动或搬运重东西导致腹部压力过高引起。腹膜透析时由于腹腔里灌进大量透析液,增加了腹腔内的压力,所以更容易发生疝气。

一旦发生疝气,患者必须及时到医院通过简单的外科手术来"修补"腹壁肌肉。

如果怀疑自己有疝气,应及时与透析中心联系。

 问题15：在居家腹膜透析的条件下,对更换腹膜透析液的环境有哪些要求?

更换腹膜透析换液需要的场所并不大,但要相对独立,只要能放下一张小桌子来摆放物品和有地方来悬挂腹膜透析液就可以了。家庭可以分隔出一块大约3平方米的空间作为固定的换液区,放置治疗所需的物品。患者外出旅行或探亲访友时,也可以临时找一个相对独立和安静的地方进行换液。

应该注意的是,换液的地方一定要干净,必须满足下面的条件:

(1)洁净干燥。在换液的时候,要暂时关上风扇和门窗,防止灰尘飞舞或进入室内。桌面应擦拭干净。

(2)光线充足。可以采用自然光源或人工光源。

(3)建议家里不要养宠物,不允许宠物在患者透析时在场或在放置透析物品的房间里。

(4)换液时请不要接电话。

(5)用于换液的房间,须定期进行紫外线消毒。

🍀 问题16: 居家腹膜透析前换液者应该如何清洗双手?

为防止感染,在每次换液前一定要洗手,这一点极其重要。洗手能减少手上的细菌。具体的洗手步骤如下:

(1)戴口罩,罩住鼻子和嘴巴。

(2)取下手表、戒指、手镯或手链。

(3)如水温需调节,先调节水温至微温。

(4)冲湿手后,使用肥皂,并在手上形成丰富的泡沫。

(5)按顺序搓洗指尖、指背、指间、手背、手掌和手腕。

(6)用流动的水将手冲洗干净。

(7)用干净的纸巾将手擦干。

(8)借助纸巾关闭水龙头。

注意:洗手后,手是干净的,但不是无菌的。

🌳 问题17: 居家腹膜透析治疗需要准备哪些物品?

血压计、体温计、磅秤(用来称量透出液重量)、体重计(用来称体重)、恒温暖液袋或恒温箱(用来加温透析液,特别是在冬天)、挂钩或输液架(用来悬挂透析液)、洗澡保护袋(可用肛袋,洗澡的时候用来保护导管和出口处)、洗手液、口罩(可选用一次性的,用完丢弃;或使用纱布口罩,每次清洗消毒)、消毒棉签、酒精(用来消毒桌面)、紫外线灯(用来定期消毒房间)、纱布(约8厘米

×8 厘米)和胶布、一块干净毛巾和纸巾、手表或闹钟一个、《腹膜透析居家日记》(可向医护人员领取)。

如不能备齐,可向医护人员商量使用相应的替代物品。

 问题 18:慢性肾衰竭或腹膜透析者为什么要控制液体的摄入?

正常情况下,肾脏就像一个平衡调节器,喝水多了,出汗少了,肾脏产生的尿就多一些;喝水少了,出汗多了,肾脏产生的尿就会少一些。现在这个平衡调节器坏了,就需要我们人为地来调节了。要知道,水太多或太少都会让人感到不舒服,特别是会直接增加心脏的负担,甚至威胁生命。所以肾衰或腹膜透析患者必须准确计算每天进出身体的液体量,控制液体的摄入,以防止体内水分潴留过多。

 问题 19:怎样发现身体内液体过多或过少?

(1)每天称体重,并且记录下来进行比较。如果体重增加了,而且还出现了眼肿、脚肿、血压升高和呼吸困难症状,那就说明身体里的液体过多了。如果体重下降了,而且还头晕、口渴、血压下降,那就说明身体里的液体太少了。

(2)除了称体重之外,最好每天都量一下血压。身体里的液体越多,血管里的液体也就越多,血压也就会升高。当然还有一些因素也会使血压增高,比如进食过多的盐或很咸的食品、情绪激动、未按时服用降压药都会引起血压升高。如果发现自己的体重在短期内增加,血压也明显升高,那就最好赶快去咨询一下医生。

 问题 20:慢性肾衰患者发生水肿应该怎么办?

发生水肿当然要及时请教医生或护士,不过不妨先试试以下这两个办法。

(1)限制饮水量。不要忘记有些食物中也含水分,如面条里的汤、奶昔、牛奶、麦片粥和菜汤。这些食品和饮料一样会增加人体的液体摄入量。如果需要减少饮水量,别忘记也要限制这些食品的摄入。

（2）使用超滤效果好的腹膜透析液。透析液超滤作用越好，产生的渗透压越大，清除的液体量就越多。例如，使用4.25%的腹膜透析液清除体内多余液体的作用大于2.5%的透析液。

 问题21：腹膜透析患者应该如何进行饮食管理？

1. 合理的饮食原则

腹膜透析时，合理的饮食可以起到保持健康和身心愉快的作用。以下原则有助于正确选择食物。

（1）可多吃的食品：优质动物蛋白；富含B族维生素和维生素C的食物；含丰富纤维素的食物，如全麦面包、糙米、粗面面条和高纤维的麦片，它们可以帮助避免便秘，而便秘在腹膜透析时容易导致腹腔感染。

（2）应该少吃或禁吃的食品：避免食用高磷食物；限制盐的摄入，防止液体负荷过重；限制甜食和脂肪的摄入。

2. 热能摄入控制

理想体重可按以下公式计算：

男性：身高（厘米）－100＝理想体重（千克）

女性：身高（厘米）－105＝理想体重（千克）

按照中国营养学会推荐的成人营养素每日供给标准控制热能摄入量（极轻体力劳动）：男性2400千卡/天，女性2100千卡/天，即：理想体重×（35～40）千卡/天。

因腹膜透析患者会从腹膜透析液中吸收部分葡萄糖，所以每日所需热能为：理想体重×25千卡/天。体重以60千克计算为：$60 \times 25 = 1500$ 千卡/天。

 问题22：需要腹膜透析的老年朋友不宜过多摄入的食物有哪些？

1. 控制碳水化合物（热量）的摄入

平时我们食物里的碳水化合物大多来自主食或甜食的糖和淀

粉,如米饭、面包、麦片等。腹膜透析时,腹膜透析液里的葡萄糖也会带来大量的热量。这些多余的热卡会使体重增加。如果患者体重已超重,就要尽量避免吃糖、甜食以及含有大量脂肪的食物,如奶油、肥肉、全脂牛奶等。

2. 限制某些食物成分的摄入

(1)磷:血磷升高,可能表现为皮肤瘙痒、骨质疏松,这种情况在尿毒症患者中非常常见。所以平日里应该少吃含磷高的食品,例如奶制品(酸奶、奶昔、布丁),黄豆和其他豆类,动物的内脏如肝和肾,鲤鱼、鱿鱼和虾米等。

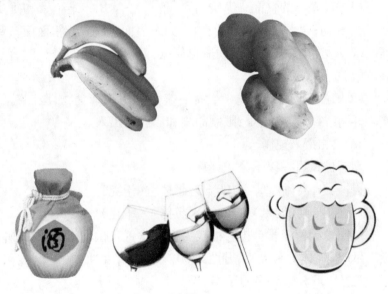

图3

(2)钾:大多数患者会出现高血钾,它会导致心跳无力或心跳节律失常。所以必须少吃高钾的食物,例如新鲜水果类(香蕉、橘子、柚子)、蔬菜类(西红柿、土豆片、蘑菇)、水果汁、啤酒、红酒等(图3)。

3. 每天膳食结构推荐

(1)粮食类:200～250克。

(2)蔬菜水果类:以低钾、低磷的瓜果为主,每天300～400

克,如冬瓜、佛手瓜、金丝瓜、黄瓜、大白菜、绿豆芽、梨、苹果等。

（3）牛奶或酸奶 1 瓶(200~300 毫升)。

（4）鸡蛋 1 只(50 克)。

（5）鱼或肉：100~150 克。

（6）黄豆或豆制品：黄豆 40 克(相当于豆腐 100 克),高血磷者少食。

（7）调味品：油 25 克,盐 3 克,糖 25 克(糖尿病患者用甜味剂)。

（8）每日水分摄入量 = 500 毫升 + 前一天尿量 + 前一日腹膜透析净脱水量(即超滤量)。每日腹膜透析净脱水量 = 当日腹膜透析引流液总量 − 总灌入量。

注意：计算时不要忘记留腹过夜的那一袋引流量。

4. 正确的烹饪方法

正确的烹饪方法也可以帮助达到理想的饮食治疗效果。

（1）降低钾质

① 先将绿叶蔬菜浸在大量清水中半小时以上,然后倒掉水,再放入大量开水中加热。

② 对于含高钾的根茎类蔬菜如马铃薯等,应先去皮并切成薄片,浸水后再煮。

③ 推荐多吃瓜汤,如冬瓜汤、丝瓜汤等。它们所含的钾质比绿叶菜汤低,用蔬菜煮成的汤均含钾质。

④ 罐头、水果及蔬菜在制造及处理过程中均降低了钾的含量。

⑤ 市面上出售的代盐及无盐酱油含大量钾,不宜多用。

（2）降低钠质

① 调味应以清淡为主,少用高钠质调味品,如食盐、酱油、味精、蚝油及各种现成酱料。

② 避免选择高盐分的配料,如霉干菜、咸菜、榨菜。

③ 选购罐头蔬菜时,应选择用清水浸制的,因为清水浸制的蔬菜含钠量比盐水浸制品低得多。

④ 胡椒粉、醋、糖、酒、五香粉、花椒、八角、香菜、陈皮、芥末、葱、姜、蒜头、柠檬汁、青柠汁、辣椒等调味品不仅低钠,还可增加菜肴的美味。

⑤ 低盐酱油所含的钠比一般酱油稍低,但仍须适量使用。

（3）避免口渴

① 避免选用腌制过的配料及高盐分调味料。

② 在饮品中加入柠檬片或薄荷叶有助于解渴。

③ 将部分饮品做成冰块,含在口中有较好的止渴效果。

④ 咀嚼口香糖有助于解渴。

⑤ 避免饮用浓茶或浓咖啡。

问题23：如何实现最佳的透析效果？

医生常常把透析治疗效果的好坏称为透析是不是"充分"："充分"说明效果好,"不充分"说明效果不好。透析的目标是实现"充分"的透析。

1. 怎样知道透析是不是充分？

如果患者自我感觉良好,精力充沛、食欲好、睡眠好,就说明透析是充分的。除了这种主观的评估方法以外,还有客观的评估方法,即国际上公认的 Kt/V（尿素清除指数）和 Ccr（每周肌酐清除率）。通常来说,这两个指标需要定期测定,医生将根据检查结果评估透析是不是充分。

2. 为什么开始腹膜透析后肌酐水平不下降？

与血液透析相比,腹膜透析清除中分子物质的效果更好,如 β_2 微球蛋白等,而降肌酐的比例相对低些,但肌酐本身对人体没有什么影响,因此判断透析是否充分不是以肌酐是否下降为标准,而应观察患者的全身情况如进食状况、皮肤瘙痒情况、精神状况等的改善。

3. 如果透析不充分,患者该怎么办？

如果患者觉得虚弱和疲乏、食欲减退、恶心、眼睑和双脚水肿、皮肤瘙痒,要及时告诉医生和护士。这个时候,需要测定 Kt/V 和 Ccr,如果结论是透析不充分,患者将接受更多的透析剂量。

4. 为保证透析的效果,在日常治疗中应该特别注意哪些方面?

(1)尽量增加每次灌入腹腔的液体量。标准的透析液每袋有2升液体,应该把它全部灌进腹腔,以增加代谢废物的清除效果。

(2)保证换液次数。有些患者可能会觉得麻烦或临时有事,于是不经医生同意就自己减少换液次数,这样做也许在短时期内并不会觉得有什么不舒服,但经常如此就会出现透析不充分了。

(3)保证最佳的腹膜透析液留腹时间。只有这样才能给代谢废物的清除提供最适宜的交换时间。此外,患者还需要接受腹膜平衡试验(PET)检查,确定自己的腹膜特性,以便医生制订最适合患者的治疗处方。

(4)适当使用超滤多的腹膜透析液。高浓度的腹膜透析液可以清除更多的水分,随着水分的排出,也会有部分代谢废物一起排出。所以适当使用高浓度透析液不仅可以更好地消除水肿,而且有利于实现透析的充分性。患者可以根据医生的处方,选择使用不同浓度的透析液。

(5)定期回院检查,保证治疗效果。患者应该每个月回院复查1次,这样医生才能根据其实际情况进行相应的检查,评估治疗是不是充分,制订出最适合患者的治疗处方。

问题24：腹膜透析糖尿病患者的常见问题有哪些?

1. 血糖会升高吗?

腹膜透析液内含葡萄糖,其中约60%被吸收,因此可能血糖升高,在腹膜透析早期改变尤其明显,所以需要加强监测,不过可以通过调整胰岛素用量来降低血糖。目前已有不含葡萄糖的透析液问世,不久将应用于临床,届时条件许可的患者可以选用。

2. 有必要通过腹膜透析液加胰岛素吗?

因为腹膜透析液加胰岛素操作可能会增加腹腔感染的概率,因此一般不推荐腹膜透析液加药,建议增加皮下注射胰岛素用量。

3．腹膜透析是否更容易增加腹腔感染的可能？

是的，所以需要更加严格地进行换液操作。

问题25：腹膜透析液应该如何保存？

（1）存放在正常室温、干净、通风、干燥的地方，避免阳光直接照射。

（2）尽可能将透析液集中放置，并将有效期较近的放置在最上面或前面，以便先行使用。

（3）开箱后的透析液放置于原包装箱内，并及时处理用完的空箱。

（4）透析液堆放不能超过5层。

问题26：腹膜透析患者要外出旅行时怎么办？

外出旅行前，先到医生那里咨询，最好请医生给自己写个病情介绍，随身带上；然后了解自己要去旅行的地方是否有腹膜透析液供应，判断是否有必要带上所需要的所有腹膜透析液和其他用品。总之，向专业医生和护士咨询是非常必要的。

问题27：如何正确记录每日透析情况？

（1）每次换液后准确记录腹膜透析液的浓度、灌入量、引流量，并计算超滤量。

（2）每日定时称体重、测量血压。

（3）如果引流量、导管出口处或全身情况有任何异常情况，请及时记录在《腹膜透析居家日记》上并向医护人员咨询。

问题28：哪些症状提示腹膜透析患者可能发生了腹膜炎？应如何处理？

腹膜炎有三个主要症状：透出液混浊、腹痛、发热。一旦出现上述任何一种症状，就要立即打电话给透析中心。如果透析液变浑浊，不要等到下次换液时再看是否会变清，而应立即给透析中心打电话。腹膜炎不会自行消失,应该注意保留那袋浑浊的透析液,把它带到医院化验,不要随便倒掉。如果没有及时治疗,腹膜炎持续不愈,可能导致腹膜硬化而无法继续腹膜透析治疗。

注意:通过使用抗生素,大多数腹膜炎可很快治愈,尽管患者可能很快就会感觉好转了,但还应该持续使用 14~21 天的药物。

问题 29：如何鉴别导管出口处是否感染？如何应对？

导管出口处感染通常有四个症状:出口处发红、肿胀、按压时疼痛、出口处有脓性分泌物。

如果出现上述 4 个症状中的任何一个,就要立即打电话给透析中心,切不可拖延,因为出口处的细菌可能会沿着透析导管侵入腹腔,引起腹膜炎。如果按压皮下隧道段皮肤感觉疼痛,就意味着可能发生了隧道感染,也要及时报告治疗,否则更容易引起腹膜炎。

正确的出口处护理能预防感染。还要牢牢记住,在接触透析导管前必须洗手。

问题 30：透析液换液过程中出现异常情况时应如何处理？

1. 透析液灌入或引流困难

(1)原因一:管路受压或扭曲。

处理:

① 检查是不是所有的夹子和旋钮都打开了。

② 检查管路是不是有扭曲或压折。

③ 改变身体的位置,看看引流是不是有改善。

④ 是不是近几天没有排大便?有时便秘会引起肠道扩张,压迫腹膜透析导管导致引流不畅。如果是,可以在医生的指导下服用缓泻药。

(2)原因二:纤维条索阻塞。立即回医院请医生、护士处理。

(3)原因三:腹腔内导管移位。立即回医院请医生、护士处理。

2. 连接短管接头被污染

原因：操作不规范。

处理：

① 关闭连接短管。

② 换上一个新的碘伏帽。

③ 立即回透析中心请腹膜透析护士消毒管口或更换新的短管。

3. 漏液

（1）原因一：双联系统管路破裂。

处理：

① 立即关闭连接短管。

② 用两个管路夹子将破裂处两端夹闭。

③ 重新更换一袋腹膜透析液进行换液。

④ 保留有质量问题的透析液袋,联系公司协调员或透析中心。

（2）原因二：连接短管闭合不良。

处理：

① 立即用管路夹子夹闭连接短管近端。

② 立即回透析中心请腹膜透析护士更换一条新连接短管。

③ 重新学习短管旋钮开关的使用方法。

④ 保留有质量问题的连接短管,联系公司协调员或透析中心。

（3）原因三：腹膜透析导管破裂。

处理：

① 立即用管路夹子夹闭破裂口近端。

② 立即回透析中心请腹膜透析护士进行消毒及进一步处理,必要时重新置入一条腹膜透析导管。

（4）原因四：出口处渗液。

处理：

① 排空腹腔内透析液。

② 用无菌纱布覆盖出口处。

③ 立即回透析中心请医生进行处理。

4. 短管或钛接头脱落

处理：

① 立即用管路夹子夹闭腹膜透析导管近端。

② 立即回透析中心请腹膜透析护士进行处理。

5. 透出液混浊或纤维条索增多

处理：

① 保留混浊透出液带回医院进行检查。

② 立即打电话至透析中心咨询医生。

6. 透出液呈红色

（1）原因一：剧烈活动或搬运重物后。

处理：

① 如果量少，呈浅粉红色，不需做特殊处理。

② 如果量较多，可立即用1～2袋腹膜透析液快速冲洗腹腔。

③ 必要时打电话至透析中心咨询医生进一步。

（2）原因二：无明显原因。

处理：立即打电话给透析中心请医生做进一步处理。

 问题31：怎样才能早期发现贫血和骨病等并发症？

1. 贫血

这是肾衰竭时常见的并发症。由于血液中红细胞数量和血红蛋白减少，贫血患者会感到疲劳和乏力。

（1）如果感到比平时疲乏、无力，一定要告诉护士和医生，以便安排检查，尽早知道是否患有贫血。

（2）如果确诊贫血，应根据医生处方服用药物。

2. 骨病

血磷太高除了会引起皮肤瘙痒外，还会引起骨骼问题。血磷过高会促使骨骼里的钙游离到血中与磷结合，久而久之患者的骨骼会由于缺钙而变得疏松易断。如果确定血磷过高，必须注意以下几点：

（1）要在饮食中限制磷的摄入，避免摄入高磷食物，如瘦肉、禽、蛋、鱼、坚果、海带、紫菜、油料种子、豆类、虾、瓜子、花生等。

（2）可以根据医嘱服用磷结合剂来降低血磷水平。

（3）定期抽血检查血液里的钙磷水平或拍摄骨骼的 X 线片，看看有没有骨质疏松问题。

（4）在医生的指导下服用钙剂。

（5）必要时使用生理钙腹膜透析液。

做腹膜透析时应该了解一些并发症如腹膜炎、出口处感染和渗漏等的初步处理方法，出现这些问题时，越早处理效果越好。

注意：如果需要，请随时打电话给透析中心，寻求医护人员的帮助。

（潘世琴，王丽）

第六篇

骨关节系统慢病

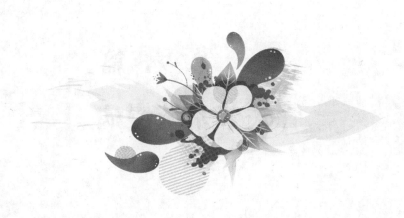

第一章　骨质疏松症

 问题1：什么是骨质疏松症？

　　骨质疏松症是一类因增龄、衰老或医学原因引起的以骨量丢失、骨组织显微结构破坏为特征，导致骨脆性增加和骨折危险频度增大的全身性骨骼代谢性疾病。

　　骨质疏松症主要分为原发性和继发性两类。原发性骨质疏松症占骨质疏松症发病总数的85%～90%，分为绝经后骨质疏松症（Ⅰ型）、老年性骨质疏松症（Ⅱ型）和特发性骨质疏松症三类。继发性骨质疏松症占骨质疏松症发病总数的10%～15%，主要由疾病等医学原因和不良嗜好所致。

问题2：骨质疏松症的患病人群有何特点？

　　骨质疏松症在世界多发病中位列第六位，女性绝经后骨质疏松症的发病率在50～60岁为30%，60～70岁为60%～70%，75岁以上达80%以上，男性70岁以后发病率为20%；由此引发的死亡率高达15%～30%。据流行病学估计，欧美和日本约有7500万人患此病，黑人女性的患病率相对较低。经预测，我国现有老年人口1.3亿，骨质疏松患者8400万，占总人口的6.6%，预计到2050年我国老年人口将达到2.5亿，其中25%～70%将患有骨质疏松症。

问题3：骨质疏松症有哪些危险因素？

　　（1）性别：由于女性骨密度峰值较男性低10%～20%，女性患病率高于男性。

　　（2）年龄：其一，一般20～40岁达到骨量的高峰，男性和女性都是从40岁左右开始骨丢失。其二，由于绝经期雌激素的丢失，女性从 45 岁起骨密度开始下降明显,因此,女性绝经年龄愈早,骨质疏松症发生就愈早,而且程度愈重。骨质疏松症常发生于老年女性。

(3)体型、体重:个高、肥胖者骨量高于个低、瘦弱者,所以身体瘦小者更容易发生骨质疏松症。

(4)家族史:原发性骨质疏松症的发生与发展很大程度取决于遗传因素,与多种基因有关,遗传因素占80%,后天因素的影响仅占 20% ~ 30% 。

(5)运动缺乏:运动是影响骨量的重要因素,对骨质疏松的影响极大。适当的体力活动及体育运动能保持肌肉的张力和肌力,提高神经系统与运动系统的反应与协调能力,一方面可使骨结构经常受到生理性肌肉收缩应力的作用,另一方面也可降低跌摔与损伤的发生概率。

 问题 4:骨质疏松症常见的临床表现有哪些?

(1)骨痛:骨痛是骨质疏松症患者的主要临床表现,可发生在不同部位,程度也有不同。最常见的部位是腰背,多呈胀痛、酸痛、持续性疼痛,突发性加剧。多在久坐、久立、久卧等长时间保持某一固定姿势或劳累时疼痛加剧,休息后缓解,但休息过久后疼痛又加重。另一特点是由安静状态开始活动时会出现明显的腰背痛,活动后缓解,但活动过久后疼痛又加重。

(2)驼背:表现为身高缩短,背屈加重。驼背多发生于胸中下段,女性 65 岁时比自身最高身高缩短 4 厘米以上,75 岁时缩短达 9 厘米以上。

(3)骨折:多数骨质疏松症患者无明显特征性或自觉性症状和体征,骨折往往是骨质疏松症的首发症状或就诊原因。骨质疏松症患者发生骨折的概率为20%,最常见的是椎体压缩性骨折、髋部骨折、桡骨远端及少数肱骨近端骨折。

(4)主要功能障碍:负重能力下降,躯干活动受限,站立与行走受限,日常生活活动或职业活动能力受限,关节活动范围受限。

问题5：骨质疏松症的诊断方法有哪些？

（1）临床诊断：主要根据有无骨痛、身高变矮、骨折等临床表现并结合年龄、绝经与否、病史、骨质疏松家族史等进行初步诊断。

（2）骨X线摄片法：对怀疑患有骨质疏松症的患者，至少应进行骨X线摄片，以观察骨组织的形态结构进行定性诊断。

（3）骨密度的测定：测定骨密度是目前诊断骨质疏松症、预测骨质疏松性骨折、监测自然病程或药物干预疗效的最佳定量指标。双能X线评定被认为是目前骨质疏松症诊断的金标准。

问题6：骨质疏松症有哪些评估方法？

本书推荐国际骨质疏松症基金会（IOM）骨质疏松症1分钟测试题作为评估参考，具体如下：

（1）您的父母有没有轻微碰撞或跌倒就会发生髋骨骨折的情况？

（2）您是否曾经因为轻微的碰撞或者跌倒就会伤到自己的骨骼？

（3）您经常连续3个月以上服用可的松、强的松（泼尼松）等激素类药物吗？

（4）您的身高是否降低了3厘米？

（5）您经常过度饮酒吗？

（6）您每天吸烟超过20支吗？

（7）您经常患痢疾性腹泻吗？

（8）女士回答：您是否在45岁之前就绝经了？

（9）您曾经连续12个月以上没有月经（除了怀孕期间吗）？

（10）男士回答：您是否患有勃起功能障碍或缺乏性欲的症状？

只要其中有一题回答结果为"是"，即为阳性。

亚洲人骨质疏松症自我筛查工具：OSTA指数＝（体重－年

龄）×0.2

风险级别	OSTA 指数	风险级别	OSTA 指数	风险级别	OSTA 指数
低	> -1	中	-1 ~ -4	高	< -4

 问题7：骨质疏松症的治疗方法有哪些？

对于绝经后骨质疏松症和老年性骨质疏松症，应该在明确患者病因后选择药物，如性激素类药物、钙补充剂、活性维生素 D 和其他治疗药物，同时应要求患者改变与骨质疏松发生有关的生活习惯，以保证治疗有效。

对于骨质疏松症的用药，目前推荐的方法是基本用药和另外加入治疗药物。

基本用药是指患者服用钙补充剂和活性维生素 D，这是为预防骨质疏松和不太严重的骨质疏松患者设计的，再加上饮食、生活规律、运动，大多能够达到预防和治疗目的。对于较重和严重的骨质疏松症患者，基本用药并不能达到治疗目的，应根据患者的具体情况加入其他治疗药物，如双磷酸盐类药物、降钙素类药物等。

问题8：骨质疏松症的基础治疗方法有哪些？

基础治疗方法主要包括饮食调节、钙剂、维生素 D 及其衍生物。

（1）饮食调节：主要是富含钙、低盐和适量蛋白质的均衡饮食。含钙丰富的食物有奶及奶制品、鱼贝类、虾皮和大豆等，其中奶及奶制品最好，不仅含钙丰富且吸收率较高。

（2）钙剂：如果食源性钙入量不足，可选用钙剂补充。中国营养学会推荐成人每日钙摄入量为 800 毫克，绝经后女性和老年人可增至 1000 毫克。

（3）维生素 D 及其衍生物：它们既是基础治疗用药，又是治疗骨质疏松症的重要药物。维生素 D 不足在我国普遍存在，适量补充维生素 D 不仅能缓解骨痛而且能促进骨矿化，但连续应用时须警惕蓄积中毒。维生素 D 成年人推荐剂量为 200 单位/天,老年人为 400 ~ 800 单位/天。老年人或肝肾功能差的病人也可选用活性维生素 D,临床常用骨化三醇。骨化三醇剂量为 0.25 ~ 0.5 微克/天。临床应用应注意个体差异和安全性,定期检测血钙和尿钙,酌情调整剂量。

需要注意的是,人体 90% 的维生素 D 是通过日光照射经皮肤转化而来,因此在药物补充维生素 D 的同时应进行适当的户外活动,尤其是冬季。在日光照射的时候应尽量避免隔着玻璃、衣服、防晒霜等,以防影响维生素 D 的产生。

 问题 9:骨质疏松性骨折的特点有哪些?

骨质疏松症导致的骨折为脆性骨折,是骨骼在强度降低状态下由于外力作用而受到的破坏。造成脆性骨折的外力包括日常活动产生的轻微力量,以及普通外伤性骨折所遇到的强烈外力等,范围较广。甚至重度骨质疏松症患者的静态体重也会导致骨折。

问题 10:骨质疏松性骨折的常见部位及临床表现有哪些?

最常发生骨质疏松性骨折的部位是椎体、髋和前臂。

(1) 椎体骨折:是一种最常见的骨质疏松性骨折,约 1/3 的老年人有椎体骨折。脊柱椎体骨折往往因轻微受伤甚至走路、自身体重作用引起。椎体骨折最典型的临床特征是腰背痛、压缩性骨折和驼背。慢性腰背痛为其常见主诉,疼痛多呈持续性隐痛、阵发性加重,加重多在起床、步行、起立或坐下、睡眠翻身等活动时和安静时发生,一般疼痛程度较轻,但当跌倒后椎体新近发生骨折时,疼痛程度可加重。

(2) 髋部骨折:常见的髋部骨折包括关节内的股骨颈骨折和关节外的粗隆部骨折,多因跌倒引起,甚至髋部扭转亦可引起。髋部骨折在老年人特别是老年女性中常见。主要的临床症状为跌倒后髋部疼痛、不能站立和走路,髋部除有自发疼痛外,移动患肢时疼痛更加明显。髋部骨折常导致呼吸系统感染、泌尿系统感染、褥疮和心肺功能衰退等严重并发症,少数患者还会出现深静脉血栓。总体来看,髋部骨折的发生率随年龄增长而增加,女性高于男性。

(3) Colles 骨折:是老年患者特别是老年女性常见的一种骨折,多因跌倒时手掌撑地引起。临床症状表现为腕部剧烈疼痛、不敢活动、肿胀,尤以局部肿胀明显,有时可见皮下瘀血,手指处于半屈曲休息位,不敢握拳,需要健手托扶患手减轻疼痛。如近侧断端压及正中神经,则有手指麻木等正中神经功能障碍表现。

 问题 11:跌倒与骨质疏松性骨折有关系吗?

跌倒是导致骨质疏松性骨折的重要危险因素。超过90%的髋部骨折是由跌倒所致,因此有很多学者将骨质疏松性骨折称为"摔倒相关的骨折"或"老年摔倒综合征"。老年人,特别是患有骨质疏松症的老年人应做好防跌倒的措施。比如为了防止突然跌倒引起股骨颈骨折,老人平时行走时可使用手杖保护,穿防滑鞋子;另外,还要尽量改造和去除家庭和周边环境中的障碍及不安全因素。

 问题 12:有效预防骨质疏松性骨折的原则有哪些?

(1) 早期诊断、早期治疗原则。坚决反对那种认为"查不查都一样,补钙就行了""不用检查了,上了年纪都有骨质疏松"的观点。

(2) 对于重度骨质疏松患者,采取基础治疗、药物治疗、康复治疗、防跌倒宣教与训练四者相结合的综合治疗原则。

(3) 强化康复治疗中的运动治疗、支具应用、防跌倒宣教与训练和营养防治,反对单纯强调药物治疗的原则。

(4) 长期治疗的原则。一般至少 3 年,甚至终身治疗。

 问题 13:如何从饮食方面防治骨质疏松症?

合理科学的饮食营养、正确选择营养素是预防和治疗骨质疏松的有效方法。从童年期开始,重视营养、防偏求全、平衡适量,钙质进量充足、膳食成分增减适度是营养防治的基本原则。

（1）能量供应与个人生理需要相适应。能量的摄入应与本人年龄、性别、生理需要、生活劳动情况等相适应,保持适宜体重。儿童期、青春期生长迅速,代谢旺盛,能量供给必须充足。

（2）适量的蛋白质。适量的蛋白质可增加钙质的吸收与储存,有利于骨骼生长和延缓骨质疏松的发生。但这并不意味着要高蛋白饮食,因为过量蛋白质会使尿钙排出量增加。一般认为,成年人每日摄入 1.2～1.4 克/千克蛋白质比较合适。处于生理特殊时期(生长期、妊娠期、哺乳期)则应酌量增加。

（3）加强钙营养,科学补钙。在普通食物中,乳制品含钙最丰富,某些绿叶蔬菜和鱼也富含钙质。含钙丰富的食物有虾皮、海带、木耳、大豆粉、牛奶、酸奶、杏仁、鱼等。而植物油、动物脂肪、牛肉、禽类等的含钙量则较少。另外,可在医生的指导下补充钙剂,在选择钙剂时,应考虑其安全性、不良反应和效价。

（4）适量而平衡的无机盐。磷在胃肠道的吸收不需要其他物质的协助,而且几乎所有的天然食物中都含有磷,因此人体在正常饮食的情况下不会存在缺磷的问题。应注意少饮含磷多的饮料(如碳酸饮料、奶茶、乌龙茶、咖啡等),以免影响身体的钙磷比例。

（5）科学调配和烹饪。食物应新鲜、清淡、少油腻,避免太咸或过多的膳食纤维。对含钠过多的食物如酱油、食盐、咸鱼、咸肉等宜少吃或限量食用。

（6）建立健康的生活方式。加强自我保健意识,建立健康的生活方式,改掉不良的嗜好和饮食习惯,戒烟、限酒、少饮咖啡、浓茶、可乐和碳酸饮料,对防治骨质疏松有帮助。

问题14：骨质疏松症患者急性期应怎样进行运动锻炼？

1. 急性期判断标准

（1）有骨质疏松病史并被确诊为骨质疏松症。

（2）新近疼痛加剧,继发椎体显微骨折,影响日常生活活动。

（3）继发椎体压缩性骨折突发腰背锐痛、脊柱后凸、躯干活动受限、不能站立翻身、局部叩击痛者。

（4）继发股骨颈骨折、桡骨远端及肱骨近端骨折引起骨痛者。

具备（1）（2）两项或（3）（4）之一者应按急性期方案进行治疗。

2. 急性期运动的目的

（1）通过改善循环来消炎止痛。

（2）防止退行性改变和骨量丢失，并渐增骨量，促进骨折愈合。

3. 运动方式与项目

骨质疏松症患者急性期主要以被动运动为主。运动开始之前要进行准备活动，主要包括呼吸运动和静力性体位训练。在运动中进行深呼吸练习，放松肌肉，消除身心疲劳感和紧张感。急性期的被动运动包括牵引、被动关节活动度维持训练、斜床腰背肌等长收缩训练。每日进行 1～2 次训练，总的时间视具体情况而定，20～30 分钟不等。

问题15：骨质疏松症急性期患者在运动之前应如何进行静力性体位练习?

静力性练习是指在坐立位时伸直腰背，收缩腰肌和臀肌，增加腹压，吸气时扩胸伸背，接着收颏和向前压肩，或坐直背靠椅；卧位时应平仰、低枕，尽量使背部伸直，坚持睡硬板床。通过训练习惯这种姿势，可以预防驼背加重和骨折的发生，而且这种静力学作用对骨质疏松症患者的骨骼所产生的作用是持久和巨大的。

问题16：骨质疏松症患者慢性期该如何进行运动锻炼?

1. 慢性期判定标准

（1）有骨质疏松病史并被确诊为骨质疏松症。

（2）腰背痛伴四肢酸痛或双下麻木感或四肢麻木，特别是由安静状态开始活动会出现明显的腰背痛，久坐久立等长时间保持某一固定姿势时疼痛加剧，卧床时减轻，夜间时疼痛缓解。疼痛性质大多是隐痛、酸痛，持续性疼痛，有突发性加剧，部分患者可出现腓肠肌阵发性痉挛,俗称"小腿抽筋"。

(3)未继发椎体压缩骨折、股骨颈骨折、桡骨远端及肱骨近端骨折者,或有骨折史但已愈合者。

具备(1)(2)项或(1)(2)(3)项者即可视为慢性期。

2．慢性期运动治疗的目的

(1)改善血液循环,松解粘连,缓解或消除原发痛点。

(2)增强肌力、耐力,调节骨代谢,使骨钙含量增加。

(3)促进胃肠蠕动,提高消化功能,增加饮食中营养物质的吸收率,尤其是钙的吸收率。

3．运动的方式与项目

慢性期的运动主要包括被动运动与主动运动。

(1)被动运动分为牵引、关节松动技术、持续被动运动等。

(2)主动运动可以采用运动体操等全身性主动等张运动,通过肌肉收缩来加大骨的负荷,同时强化提高肌力、改善姿势。

在身体状况改善后,可逐渐配合渐进抗阻力运动和短暂最大收缩练习以增强效果。

问题17：骨质疏松症的运动治疗需要注意哪些问题？

(1)骨折患者均应在复位、固定的前提下进行运动治疗。运动中要注意避免爆发性练习动作,运动强度应逐渐增大。

(2)运动期间注意增加饮食营养,尤其注意动物性食物中钙的摄入。

(3)卧位或坐起时应注意保持躯干在伸直位,或经侧卧位坐起,或戴腰围后坐起,以防屈曲躯干而加重疼痛或加重椎体压缩。

(4)力量耐力训练必须在医生的监督、指导下进行,全身耐力训练必须在医生的指导和家属的监督下进行,以免发生意外。

(5)运动强度必须从最低值开始,逐渐向最高值过渡。慢性期的强度评估可采用感觉控制法,即治疗后能引起局部疲劳,以有轻微的肿胀、疼痛为宜,但这些感觉在24小时内应消失。

（6）运动频度、强度和时间以不超过推荐的最高值为度。过量运动会造成骨组织所受应力过度，不仅会使骨量不再增加，而且还会阻碍骨的生长，甚至造成应力性骨折。

🌳 问题18：在日常生活中应如何补充钙剂？

临床症状的观察、骨密度检查和有关生化检验等有助于确定是否需要补钙，最好在补钙之前咨询专业的医生，之后再选择合适的方法。对于骨质疏松症患者，单纯的补钙对骨质疏松并无帮助，必须同时应用抗骨质疏松药物。

钙制剂多种多样，机体利用钙的形式为元素钙，不同钙制剂的含钙量是不同的，患者切勿盲目服用，要根据个人的实际情况进行选择，包括钙的可吸收量、口感、价格、胃肠反应和习惯。通常情况下，碳酸钙净含钙量高，大约有40%，可吸收率高，但并不适合胃酸缺乏者，因此建议超过65岁的胃酸缺乏者服用有机酸钙和枸橼酸钙。磷酸钙含磷高，不适合慢性肾功能不全者。患有高血压、冠心病的人群补钙时应慎重，正在服用其他药物的人群，补钙时也应咨询专业医生，以避免药物之间互相作用，引发不良事件。

第二章　骨性关节炎

🌳 问题1：什么是骨性关节炎？

骨性关节炎是一种常见的滑膜关节炎性病变，以中老年发病居多。该病不仅损害关节软骨，还累及整个关节，包括软骨下骨、韧带、关节囊、滑膜和关节周围肌肉，最终发生关节软骨退变，纤维化、断裂、缺损及整个关节面的损害。

问题2：骨性关节炎的患病人群有何特点？

骨性关节炎是最常见的关节炎，发病呈世界性分布。美国有研究表明，在65岁以上的人群中，女性骨性关节炎临床发病率为11.6%，男性发病率为6.9%。与美国一项关于白种人骨性关节炎的患病率比较，我国女性膝关节炎患病率高于美国同龄白种人，而我国男性该病的患病率与美国同龄白种人相似。

问题3：骨性关节炎的主要致病因素有哪些？

（1）年龄与性别：50岁以后，女性人群各部位骨性关节炎的患病率和发病率明显增高。

（2）性激素：女性绝经后骨性关节炎的发病率迅速增长，提示性激素尤其是雌激素的缺乏可能是其全身性的易感因素。

（3）肥胖：肥胖是膝关节骨性关节炎最强有力的危险因素。体重超重导致负重活动中髋关节和膝关节过度负荷，引起软骨破坏以及韧带和其他支持结构的损伤。

（4）肌无力：活动时较强的肌肉收缩力增加关节受到的应力。另外，行走过程中股四头肌和腘绳肌同时收缩以减轻膝关节的负荷，提示这些肌肉肌力的增加可能对抑制膝关节骨性关节炎的发生有帮助作用。

（5）关节的急性损伤和持续劳损：急性关节损伤包括膝关节半月板和交叉韧带撕裂、骨折和脱位等，受损关节极有可能在后期发生骨性关节炎。另外，一些特定的体力活动使关节反复过度地受压，导致受力关节发生骨性关节炎的危险性增高。要求反复抓握动作的工作增加了手关节骨性关节炎的发病风险；而要求经常下跪、下蹲、反复屈膝和搬运重物的职业则大大增加了后期发生膝关节、髋关节骨性关节炎的可能性。值得注意的是，体重超重可能会增强屈膝运动对膝关节骨性关节炎的伤害。

（6）关节畸形：先天性畸形致使关节受力分布异常，如髋臼发育不良和髋关节后脱位与后期受累关节发生骨性关节炎的高风险性密切相关。

 问题4：骨性关节炎的基本临床表现有哪些？

（1）关节疼痛：其特点为隐匿发作和进展缓慢的关节疼痛，疼痛呈放射性，疼痛的发生及程度常与天气变化有关。因受累的关节不同，疼痛的部位也不同。

（2）关节僵硬：早晨起床时，关节出现短暂的僵硬感，活动后可缓解，不严重，持续时间短，不超过30分钟；久坐后站立行走时可有短暂的关节胶着，需要站立并缓慢活动后才能迈步。

（3）关节肿胀积液：早期关节肿胀常不明显，部分病人表现为急性关节炎，可有关节积液形成；中晚期关节常见轻度肿胀、少许积液，关节变形。

（4）功能障碍：早期表现为主动活动范围受限，出现与受累关节功能相关的功能障碍。比如下肢关节受累，可见上下楼无力，行走和下蹲困难，关节不稳定感，行走失衡。

（5）滑脱感：有时由于关节内游离体或滑膜缘卷入关节，病人有滑脱感。

 问题5：膝骨关节炎的临床表现有哪些？

膝关节是最常受累的关节，多见于肥胖女性，它具有骨性关节炎的一般表现，如疼痛、肿大、畸形、活动障碍，但也有其特异的临床表现，如：早期表现为上下楼梯出现膝关节疼痛，尤以下楼时更甚；继有关节肿大，滑膜炎明显时，局部皮温可升高，但皮肤通常不红；主动或被动活动膝关节时能触及关节内摩擦感，捻发样或碎裂样摩擦声。

 问题6：膝骨关节炎的诊断标准有哪些？

本书推荐参考2005年美国风湿病协会制定的诊断标准：

临床诊断标准：

（1）一个月里大多数日子膝痛。☐

（2）关节活动时有骨响声。☐

（3）晨僵持续时间≤30 分钟。☐

（4）年龄 ≧ 40 岁。☐

（5）膝检查显示骨性肥大。☐

（6）关节广泛压痛。☐

（7）有绞锁的症状或研磨试验阳性。☐

满足（1）（2）（3）（4）；或（1）（2）（5）；或（1）（4）（5）；或（1）（3）（4）（6）；或（1）（3）（4）（7）即可诊断。

临床 + X 线标准：

（1）一个月里大多数日子膝痛。☐

（2）X 线检查显示关节边缘骨赘。☐

（3）骨性关节炎 OA 性滑液（符合透明、黏性、WBC $< 20 \times 10^9$/L 3 项之中 2 项以上）。☐

（4）不能查滑液，年龄≥40 岁。☐

（5）晨僵持续时间≤30 分钟。☐

（6）关节活动时有弹响。☐

满足（1）（2）；或（1）（3）（5）（6）；或（1）（4）（5）（6）即可诊断。

问题 7：膝骨关节炎的非药物治疗方法有哪些？

膝骨关节炎的治疗目的是充分控制疼痛，最大限度地保护膝关节功能，降低致残率，改善患者生存质量。对早期很多症状不严重的膝关节骨关节炎患者，通过健康教育、社会支持、物理疗法、体育锻炼和自我调节等非药物治疗即可达到治疗目的。非药物治疗作为膝关节骨关节炎的基本治疗手段应当贯穿治疗的全过程。

问题 8：控制体重对于防治膝骨关节炎有何重要意义?

体重超重是导致膝关节骨关节炎的危险因素之一,研究表明:肥胖女性膝骨关节炎的发病率是正常体重女性的 4 倍,而肥胖男性的发病率则是正常体重男性的 4.8 倍;体重每增减 4 ~ 5 千克,膝骨关节炎的发病率可上升或下降 40% ,如果减肥到正常体重,有症状患者的膝骨关节炎的发病率在男性中可减少 26% ~ 52% ,在女性中可减少 28% ~ 53% 。

一般采用体质指数(BMI)作为体重的衡量指标。BMI = 体重(千克)/身高(米^2)。中国成年人的肥胖诊断标准:BMI≥28 为肥胖,24 ~ 27.9 为超重,18.5 ~ 23.9 为正常。控制体重的方法主要有控制饮食和加强运动两个方面。

(1)控制饮食。控制摄入的总热量,形成合理的饮食结构和方式,食谱中应增加蔬菜、粗粮、新鲜水果,少吃或不吃甜食和油炸食品,提倡少食多餐,戒酒或少饮酒。

(2)加强运动。在运动方面需要注意,并不是运动强度越大效果就越好,一般认为持续较长时间(0.5 小时以上)、有规律的中等强度的运动效果最好。

 问题 9：应用热敷缓解膝骨关节炎症状时应注意哪些问题?

热敷分为干热敷与湿热敷。

(1)干热敷:将热水袋灌入 50 ~ 60℃ 的水,每次热敷 20 ~ 30 分钟,每天 3 ~ 4 次。也可以把盐、米、沙子或中药炒热装入布袋代替热水袋进行热敷。

(2)湿热敷:湿热敷方法是将小毛巾放入热水中浸湿拧干后放在需要热敷的部位,温度以不感觉烫、能耐受为度。

注意:在热敷的过程中应经常观察局部皮肤颜色,避免发生烫伤。

问题10：膝骨关节炎的药物治疗方法有哪些？

使用单纯性镇痛药(如对乙酰氨基酚、曲马多等)、非甾体消炎药(如布洛芬、吲哚美辛等)，关节腔内注射黏弹性补充剂，如透明质酸钠等，可起到缓解症状、改善关节功能和控制滑膜炎症的效果。必须严格无菌操作，以避免感染。

另外，患者还可在专业医生的指导下使用中药，内服外用，主要是活血化瘀、散寒祛湿、清热解毒的药物，如红花、乳香、川芎、牛膝等。

 问题11：膝骨关节炎患者如何进行运动锻炼？

目前，膝关节骨关节炎患者的常见运动疗法主要有肌力训练、关节活动范围训练、有氧运动。

1. 肌力训练

在急性炎症期宜采用等长肌力训练，具体方法是：患者仰卧于床上，膝关节伸直，有意识地将大腿前面的股四头肌向近心端牵拉髌骨，可以通过观察股四头肌是否隆起来判断其有无收缩，一般维持5秒之后放松，一组做12次，每天3组。另外，患者也可进行直腿抬高练习，取仰卧位，健侧膝关节屈曲90°，患侧膝关节伸直，之后将患侧膝关节抬高30～40厘米，在空中保持5秒后落下放松，一组做12次，每天3组。等长收缩不会引起关节腔内压力升高，而且关节活动范围最小，对关节的损伤也最小。

在病情稳定期或慢性期时，可以采用等张肌力训练，比如坐于床沿，膝关节屈曲90°，小腿垂下，然后将小腿、足部向上提起，使关节伸直，抬起放下为1次，12次1组，每天3组。患者还可以在医生的指导下用等速训练仪进行等速肌力训练。肌肉力量的训练，每周2～3次即可。

2. 关节活动范围训练

主要目的在于增加关节的活动范围，减轻疼痛，防治关节炎病情进展及关节挛缩。关节活动度训练总的原则是让患肢关节在允许的范围内做最大幅度的锻炼,可以在做好安全防护的前提下做一些主动被动的牵引训练,比如在膝关节屈曲和伸直达到最大限度后维持该位置1~2分钟,再略用力使之增加3°~5°。操作时注意用力要缓和稳定,先轻后重,逐渐增加力度,切忌使用暴力。

3. 有氧运动

常用的有氧运动方法有慢跑、太极拳、游泳等。在进行运动的过程中,人们会从"很轻松"逐步过渡到"有点累""比较累"以至"很累"的感觉。当感觉到"有点累"时,运动强度实际已经达到有效运动强度的要求,之后再持续15分钟以上的运动即可。一般推荐每周5~7次。

注意:每次运动前后均进行热身及放松运动。具体可为小强度的运动和适当的牵拉,以免肌肉关节受伤。

问题12:膝骨关节炎患者在饮食方面应注意哪些问题?

膝骨关节炎患者应清淡饮食,注意钙的补充。另外,维生素C和维生素E是食物中最有效的抗氧化剂,因此宜在饮食中适当增加维生素C和维生素E,这两种元素在新鲜的水果和蔬菜中含量较为丰富。

问题13:膝骨关节炎患者关节置换术后应如何配合护士做好康复锻炼?

骨性关节炎患者关节置换术后应积极进行康复锻炼,防止关节粘连、血栓形成等并发症,不同部位的康复锻炼内容不同,本书以膝关节置换为例。

膝关节置换后的康复锻炼要循序渐进,康复训练内容包括负重训练、关节活动度训练和肌力训练。一般术后第二天开始下地扶助行器站立,部分负重,不同材质的假体下地负重行走时间不同,需要咨询医生。之后可逐渐增加行走的负荷,一直到完全负重行走。

关节活动度训练必须注意每种假体屈曲的最大限制幅度,主要包括髌骨关节主动和被动活动,膝关节主动被动屈伸,关节活动度(ROM)训练(图4)。术后第二天开始缓慢行膝屈曲训练,在医生的指导下每天增加活动范围。肌力训练主要是进行大腿前面的股四头肌和大腿后面的腘绳肌的等长收缩训练、直腿抬高训练等(见"问题11"),之后可在医生的指导下采用康复仪器进行肌肉的多角度等长运动和轻度的负荷运动。

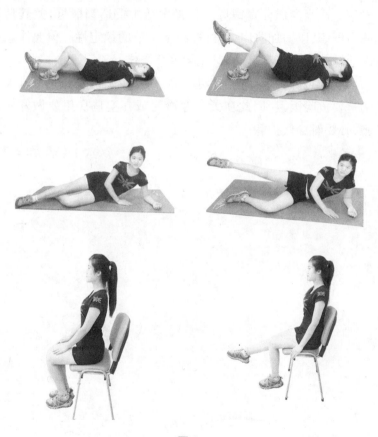

图4

 问题14:在日常生活中如何预防膝骨关节炎的发生?

(1)控制体重。注意保持合适的体重,一旦身体超重,应积极减肥,避免膝盖负担过重。

（2）注意走路及工作时的姿势。避免长时间蹲着,因为蹲位时膝关节受力是平时的3~6倍。同时也应避免长时间坐位和站位,应该经常变换姿势,防止膝关节在同一种姿势下持续受力过大过久。

（3）穿着舒适的鞋子。长时间走路时要避免穿高跟鞋,推荐厚底有弹性的软底鞋,以减少膝关节的磨损。

（4）适当参加体育锻炼。日常生活中要适当锻炼,尤其是下肢肌力训练,以增加肌肉力量,提高膝关节的稳定性。但要注意在每次活动前进行热身运动,避免膝关节受伤。

（5）注意膝关节部位的保暖。天气寒冷是诱发膝关节骨关节炎的重要危险因素,因此在天气寒冷时或在空调房里要做好保暖措施,必要时穿戴护膝。

（张情,王丽）

第七篇

内分泌系统慢病

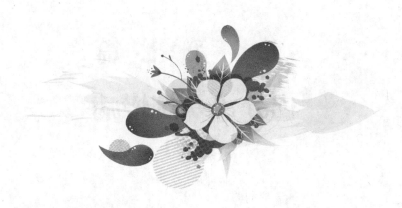

第一章　糖尿病

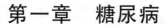

问题1: 糖尿病的定义是什么? 如何分型? 其临床表现
有哪些?

1. 糖尿病的定义

糖尿病是由遗传因素和环境因素相互作用引起的一组以慢性
血葡萄糖(血糖)水平增高为特征的代谢性疾病。胰岛素分泌和
(或)作用缺陷可引起碳水化合物、脂肪、蛋白质、水及电解质等代
谢紊乱,导致眼、肾、神经、心脏、血管等组织器官的慢性进行性病
变、功能减退及衰竭。病情严重或应激时可发生急性、严重的代谢
紊乱,如糖尿病酮症酸中毒、高血糖高渗状态等。本病可使患者生
活质量降低,寿命缩短,病死率增高,应该积极防治及自我管理。

2. 糖尿病的分型

根据 WHO 糖尿病专家委员会提出的病因学分型标准
(1999),将糖尿病分型如下:

(1) 1 型糖尿病: β 细胞破坏,导致胰岛素绝对缺乏,常见于
30 岁以前的青少年期发病。

(2) 2 型糖尿病: 其发病机制主要包括胰岛素抵抗和胰岛素
分泌缺陷。胰岛素抵抗是指胰岛素作用的靶器官(主要指肝脏、肌
肉和脂肪组织)对胰岛素作用的敏感性降低。

(3) 其他特殊类型糖尿病: 胰岛素 β 细胞功能的基因缺陷、
胰岛素作用的基因缺陷、胰腺外分泌疾病、内分泌病、感染等。

(4) 妊娠期糖尿病。

3. 临床表现

2 型糖尿病多发生于 40 岁以上成年人及老年人。患者多肥
胖,体重指数一般高于正常值。一般患病后表现为代谢紊乱症状,

随着病情进展可出现各种急慢性并发症。

（1）代谢紊乱症候群

① 多尿、多饮、多食及体重减轻。血糖升高可引起渗透性利尿，从而导致尿量增多；多尿引起机体失水而口渴、多饮水。由于机体对葡萄糖利用障碍，导致蛋白质和脂肪消耗增加，从而引起消瘦、疲倦乏力及体重减轻。机体为了补充能量，常常表现为多食易饥。临床上将上述症状简称为"三多一少"。

② 皮肤瘙痒。持续的高血糖使患者发生末梢神经病变，进而导致皮肤干燥及瘙痒，女性患者可表现为外阴瘙痒。

③ 其他症状。如四肢酸痛、麻木、腰痛、视物模糊等。

（2）并发症

具体见下文。

 问题2：老年糖尿病的定义及特点是什么？

老年糖尿病是指60岁以后才发病或者60岁以前发病而延续至60岁以后的糖尿病，随着年龄的增加，老年糖尿病患者的各项机能趋于减退，其主要特点如下：

（1）患病率高。我国2006—2008年的糖尿病流行性病学调查显示，60岁以上老年人糖尿病的患病率达到了20%，且多为2型糖尿病。

（2）合并多种代谢异常，其中心血管疾病发生的风险最高。

（3）老年糖尿病患者可能无症状或症状不典型，部分患者以各种并发症为首发症状。不注意检查尿糖和血糖等，常造成误诊和漏诊。老年糖尿病患者并发症以大血管并发症为主，特别是心脏、脑、下肢动脉等部往的并发症往往较重，而下肢动脉硬化、闭塞及糖尿病足等也较常见。

（4）慢性并发症发生率、致残率及病死率较高。

（5）老年人常伴认知功能障碍、感觉异常、饥渴感减退或者消失。急性并发症常以高渗性昏迷及心血管意外为主。

问题3：什么是餐后高血糖？其危害有哪些？

1. 餐后高血糖

餐后高血糖是指摄食后1~2小时餐后血糖>7.8毫摩尔/升。餐后高血糖主要与早期胰岛素分泌缺陷、外周组织利用葡萄糖功能降低、胰高血糖素分泌在进餐后不受抑制及餐后肝糖输出持续增高有关。

2. 危害

（1）糖尿病微血管事件的发生风险增高。糖尿病肾病是典型的糖尿病微血管事件，肾脏血流动力学异常是本病早期的重要特点。美国糖尿病协会推荐筛查和诊断微量白蛋白尿，即采用即时尿标本的白蛋白/肌酐的比值，<30微克/毫克、30~299微克/毫克，≥300微克/毫克分别为正常、微量白蛋白尿及大量白蛋白尿。糖尿病视网膜病变：研究显示，餐后高血糖比糖化血红蛋白（HbA1c）能更好地预测视网膜病变的发生发展，可能原因是快速升高的餐后血糖造成血糖波动，导致视网膜血管内皮功能下降、血管反应性增加，是糖尿病患者失明的主要原因之一。

（2）糖尿病大血管事件的发生风险增高。糖尿病大血管事件是糖尿病最严重而突出的并发症。患病率高，病情较重，这与糖尿病的脂代谢和糖代谢有关，主要表现为动脉粥样硬化。大中动脉主要侵犯主动脉、冠状动脉、大脑动脉、肾动脉和肢体外周动脉等，可引起冠心病、缺血性或出血性脑血管疾病、肾动脉硬化、肢体外周动脉硬化等。研究发现，餐后高血糖及血糖波动与颈动脉内-中膜厚度增加有关。

（3）对机体的其他不良影响。随着病情的进展，胰岛β细胞功能减退及餐后血糖进一步增高，而增高的餐后血糖及血糖波动又可导致胰岛β细胞功能进一步恶化，由此形成恶性循环。此外，餐后高血糖及血糖波动还可导致老年人整体认知、执行及注意力障碍。

问题4：糖尿病的主要治疗方法有哪些？患者应该加强哪些方面的自我管理？

糖尿病属于慢性疾病，强调早期、长期、综合治疗及治疗措施个体化的原则。目前临床上强调糖尿病的"五驾马车"，即健康教育、饮食治疗、运动锻炼、药物治疗及自我监测，并配合降压、降糖、调脂，从而纠正患者的不良生活方式和代谢紊乱，防止急性并发症的发生，减少慢性并发症的发生风险，延长寿命，降低病死率，提高患者的生活质量。

（1）饮食管理：详见"问题5"。

（2）运动管理：适当的运动有利于减轻体重，提高胰岛素的敏感性，改善血糖和血脂代谢紊乱。糖尿病患者应该遵循适量、长期及个体化的原则，结合自身情况安排适宜的活动，循序渐进，并长期坚持。

（3）药物管理：糖尿病患者应该了解各类降糖药的作用、副作用、剂量、用法及注意事项，遵医嘱服药，不随意停药、减药，长期服用。

（4）自我监测的管理：主要包括血糖监测、药物作用及副作用的监测、并发症的自我监测。

 问题5：针对餐后高血糖，应如何进行饮食管理？

1. 饮食治疗的目标

（1）提供生理所需均衡营养的膳食和能量。

（2）纠正代谢紊乱，获得并维持理想的血糖水平，同时使血脂、血压尽可能达到或接近正常水平。

（3）减少心血管危险因素，降低微血管及大血管并发症的发生风险。

（4）维持合理体重。

（5）提高患者生命质量。

2. 饮食治疗的原则

（1）合理控制饮食，热量摄入以达到或维持理想体重为宜。

（2）平衡膳食，选择多样化、营养合理的食物。

（3）多饮水，限制饮酒，戒烟。

（4）坚持少量多餐，定时定量进餐。

根据上述饮食治疗的目标和原则，提出了糖尿病患者的饮食治疗方案，即"八字"口诀饮食策略：1 斤蔬菜/天（即每日可食用时令蔬菜约 1 斤）；2 两主食/顿（中等碗 1 平碗为 2 两，米、面可互为交换）；3 勺油/天（3 汤勺油）；4 种情况下吃水果（即血糖稳定、算入总热量、两餐之间和糖分低的水果）；5 种蛋白质（即牛奶 1 袋，鸡蛋 1 个，鱼或虾、肉、豆制品各 1 两）；6 克盐；7 杯水（约 2000 毫升）；8 戒烟限酒。这是一种适合于 2 型糖尿病患者的饮食策略。

3. 饮食宜忌

（1）可以随意选用的食物

含糖量在 3% 以下的绿叶蔬菜、瓜茄类、不含脂肪的清汤、茶、饮用水、淡咖啡等。

（2）适量选用的食物

① 粮谷类：米饭、馒头、面包、玉米、燕麦、荞麦等。

② 豆类及豆制品：绿豆、赤豆、黑豆、蚕豆、黄豆等。

③ 奶类：鲜奶、酸奶、奶酪。

④ 肉类及水产品：瘦肉、禽肉、蛋、鱼、虾等。

⑤ 瓜果蔬菜：鲜果、土豆、芋艿、山药、南瓜等。

⑥ 调味品：各种油脂、酱油等含盐调味品。

（3）限、忌食物

① 简单糖类：蔗糖、冰糖、红糖、葡萄糖、麦芽糖、糖浆、蜂蜜等。

② 含糖制品和饮品：各种甜点、糖果、蜜饯、糖水罐头，汽水、可乐、椰奶等。

③ 高脂肪及油炸食品：黄油、肥肉、炸薯条、春卷、油酥点

心等。

④ 酒类：米酒、啤酒、黄酒、果酒、各种白酒。

⑤ 调味品：海鲜酱、番茄沙司、蛋黄酱等。

⑥加工肉类：香肠、腊肉、火腿、红肠、肉脯等。

 问题6：什么是升糖指数？常见食物的升糖指数如何？

血糖指数是指每单位碳水化合物使血糖水平升高的速度和幅度，是衡量食物对血糖水平影响的指标。高血糖指数的食物进入胃肠后消化快、吸收率高，葡萄糖释放快，葡萄糖进入血液后峰值高，这一过程导致血糖及胰岛素迅速而短暂地升高，饥饿感较早出现及热量摄入过多；低血糖指数的食物在胃肠中停留时间长，吸收率低，葡萄糖释放缓慢，进入血液后的峰值低，下降速度慢，降低血糖和胰岛素的升高幅度，促进脂肪氧化，减少脂肪生成，并增加饱腹感。其中血糖指数≤55为低升糖指数食物；55～70为中等升糖指数食物；≥70为高升糖指数食物。

常见食物的升糖指数见下表。

食物类别	食物名称	升糖指数	食物名称	升糖指数
糖类	蜂蜜	73.0	巧克力	49.0
谷类及其制品	馒头	88.1	面条（小麦粉）	81.6
	线面条（实心，细）	35.0	通心面	45.0
	烙饼	79.6	油条	74.9
	大米粥	69.4	大米饭	83.2
	糙米	87.0	糯米饭	87.0
	黑米粥	42.3	玉米面	68.0
	小米粥	61.5	荞麦	54.0
	燕麦麸	55.0		
薯、淀粉类	土豆	62.0	山芋	54.0
	藕粉	32.6		

续表

食物类别	食物名称	升糖指数	食物名称	升糖指数
豆类及其制品	豆腐(炖)	31.9	豆腐(冻)	22.3
	豆腐干	23.7	绿豆	27.2
	蚕豆	16.9	四季豆	27.0
蔬菜类	甜菜	64.0	南瓜	75.0
	山药	51.0	芋头	47.7
水果	苹果	36.0	梨	36.0
	桃	28.0	杏干	31.0
	李子	24.0	樱桃	22.0
	葡萄	43.0	葡萄干	64.0
	猕猴桃	52.0	柚子	25.0
	菠萝	66.0	芒果	55.0
	香蕉	52.0	西瓜	72.0
种子	花生	14.0		
乳及其制品	牛奶	27.6	全脂牛奶	27.0
	脱脂牛奶	32.0	老年奶粉	40.8
	酸奶	48.0		

 问题7：肥胖的老年糖尿病患者怎样控制体重?

超重或肥胖可导致机体对胰岛素作用不敏感,因为脂肪细胞可分泌多种有害物质,阻碍胰岛素在体内发挥降糖作用,加重糖尿病的进展;超重或肥胖还可诱发代谢性疾病和心血管疾病,因此控制体重尤为重要。

1. 评价体重的指标

(1)体重指数(BMI)=体重(千克)/身高的平方(米^2)。我国BMI的正常范围在18.5~23.9之间,超过24时,应注意控制体重。

(2)在关注体重的同时,还应关注脂肪的分布:若腰部以上

151

肥胖,则内脏脂肪沉积;腰部以下肥胖,则皮下脂肪沉积。

内脏脂肪超标的判定标准为:腰围:男性≥90厘米(2尺7寸),女性≥85厘米(2尺55寸)。

腰围测量方法:自然站立,平静呼吸,沿右侧腋中线,确定髂骨上缘与第十二肋骨下缘连线的中点,将软尺紧贴皮肤沿水平方向围绕腹部一周。

2. 控制体重的方法

通过生活方式治疗控制体重的方法主要包括:

(1)控制总热量,平衡饮食:详见"问题5"。

(2)制定可行的运动方案:应该以中等强度有氧运动为主,详见"问题8"。

(3)监测体重:测量体重时应使用同一个体重计,且须置于坚硬的平地上,位置固定。每天清晨起床排便排尿后、进食进水前称重,尽量穿同样重量的衣服。6个月时间体重下降须达到5%～15%,严重肥胖者(BMI≥35%)须达到20%或以上。生活方式控制不了的须配合药物治疗(选择对血糖影响较小的药物),严重者行减重手术。

问题8:老年糖尿病患者运动时应遵循什么样的原则? 如何进行运动?

目前认为低强度、低冲击性而时间较持续的运动项目较适宜,比如散步、慢跑、游泳等,运动量应根据个人情况而定。

1.《2013年中国2型糖尿病防治指南》(基层版)推荐运动方式(见下表)

运动强度	运动方式
轻度	散步、做操、太极拳、气功等
中度	快走、慢跑、骑车、爬楼梯、健身操等
较高强度	跳绳、爬山、游泳、球类、跳舞等

2．运动强度

一般糖尿病患者的运动强度为最大强度的60%～70%。一般使用心率来衡量其运动强度,当运动时,应保持心率＝(220－年龄)×60%～70%;但还应根据自身感觉来把握,如周身发热、出汗,但不是大汗淋漓。

3．运动时间

(1) 时间选择:一般从吃第一口饭算起,饭后 1～2 小时开始运动,因为此时血糖较高,不易发生低血糖。

(2) 持续时间:一般以 30～60 分钟为宜。运动前应做预备活动,运动后进行适量肌肉放松活动,运动前后的活动时间也应算进运动的总时间内。

(3) 频率:每周至少 3～5 次中低强度的有氧运动。

4．运动注意事项

(1) 正式运动前应先做低强度热身运动 5～10 分钟。

(2) 运动过程中注意心率变化及感觉,如轻微喘息、出汗等,以掌握运动强度。

(3) 若出现乏力、头晕、心慌、胸闷、憋气、出虚汗以及腿痛等不适,应立即停止运动,原地休息。若休息后仍不能缓解,应及时到医院就诊。

(4) 运动时要注意饮一些白开水,以补充体液;携带糖果、饼干等有助于预防低血糖的发生,并携带急救卡,以备相关人员的协助。

(5) 运动即将结束时,再做 5～10 分钟的恢复整理运动,并逐渐使心率降至运动前水平,不要突然停止运动。

(6) 运动以简单和安全为主。运动的时间和强度相对固定,切忌运动量忽大忽小。

(7) 注射胰岛素的患者,运动前最好将胰岛素注射在身体的非运动区,因为肢体的活动会使胰岛素吸收加快、作用加强,患者易发生低血糖。

（8）有条件者最好在运动前和运动后各测一次血糖,以掌握运动强度与血糖变化的规律。此外,还应重视运动后的迟发低血糖。

（9）运动后注意检查双脚,如果发现红肿、青紫、水疱、血疱、感染等,应及时请专业人员协助处理。

（10）应根据自身的身体状况如睡眠、疲劳和疾病等决定运动和作息,如身体不舒服可暂停运动。

 问题9：口服降糖药物的类型及注意事项有哪些?

口服降糖药物的类型及注意事项包括以下方面。

1. 双胍类

（1）降糖机制：抑制肝脏葡萄糖的输出,增加胰岛素的敏感性,对降低空腹血糖效果好,可以使 HbAlC 下降 1.0% ~ 2.0% ,可减轻体重。

（2）药物名称：二甲双胍、二甲双胍缓释片(格华止)。

（3）适应证：单纯饮食控制及体育锻炼治疗无效的 2 型糖尿病,特别是肥胖的 2 型糖尿病。

（4）禁忌证：肾功能不全、肝功能不全、严重感染、缺氧或接受大手术的患者;使用碘化造影剂进行造影检查时,暂时停用二甲双胍。

（5）不良反应：主要不良反应为胃肠道反应,罕见乳酸酸中毒(最严重)。

（6）注意事项：单独使用不导致低血糖;与胰岛素或促胰岛素分泌剂联合使用,可增加低血糖发生的危险;从小剂量开始并逐渐加量是减少不良反应的有效方法。

2. 磺脲类

（1）降糖机制：促进胰岛 β 细胞分泌胰岛素,可以使 HbAlc 降低 1.0% ~ 2.0% 。

（2）药物名称：格列本脲(优降糖)、格列吡嗪格、格列齐特(达美康)、格列喹酮、格列美脲。

（3）适应证：患者胰岛 β 细胞有一定的分泌胰岛素功能；单用饮食控制疗效不满意的轻度或中度非胰岛素依赖型糖尿病。

（4）禁忌证：严重并发症或晚期 β 细胞功能很差者。

（5）不良反应：易产生低血糖，特别是老年患者和肝、肾功能不全者；增加体重。

（6）注意事项：从小剂量开始服药，餐前服药，不宜同时服用各种磺脲类药物，也不宜与胰岛素促泌剂合用。

3．格列奈类

（1）降糖机制：属于非磺脲类胰岛素促泌剂，刺激胰岛素的早期分泌，有效降低餐后血糖。

（2）药物名称：瑞格列奈（孚来迪）、那格列奈。

（3）适应证：患者胰岛 β 细胞有一定的分泌胰岛素功能；单用饮食控制疗效不满意的轻度或中度非胰岛素依赖型糖尿病。

（4）禁忌证：严重并发症或晚期 β 细胞功能很差者。

（5）不良反应：低血糖、体重增加，较磺脲类轻。

（6）注意事项：餐前即刻服用。

4．α-糖苷酶抑制剂

（1）降糖机制：延缓碳水化合物在胃肠的吸收，降低餐后血糖峰值。

（2）药物名称：阿卡波糖（拜糖平）、伏格列波糖。

（3）适应证：适用于空腹血糖正常而餐后血糖明显升高者，可单独使用或与其他降糖药物合用。

（4）禁忌证：胃肠道功能紊乱者。

（5）不良反应：胃肠道不适，如腹胀、排气增多或腹泻。

（6）注意事项：进食第一口食物后服用；单用不引起低血糖，一旦发生低血糖，应直接给予葡萄糖口服或静脉注射，进食糖果或碳水化合物无效。

5．噻唑烷二酮类

（1）降糖机制：胰岛素增敏剂，明显减轻胰岛素抵抗。主要刺激外周组织的葡萄糖代谢。

（2）药物名称：罗格列酮、吡格列酮。

（3）适应证：适用于肥胖、胰岛素抵抗的糖尿病者，可单用或合用。

（4）禁忌证：心脏病、心力衰竭、肝病倾向者，严重骨质疏松、骨折患者禁用。

（5）不良反应：体重增加、水肿，与胰岛素合用时更加明显。

6．DPP-4 抑制剂

（1）降糖机制：葡萄糖依赖的促进胰岛素分泌，抑制胰高血糖素分泌。

（2）药物名称：西格列汀、沙格列汀、维格列汀。

（3）适应证：2 型糖尿病患者。

 问题 10：使用胰岛素的注意事项及注射技巧有哪些？

1．注意事项

（1）注射前洗手。

（2）核对胰岛素注射剂量。

（3）预混胰岛素在注射前应充分混匀。

（4）针头不能重复使用，注射完毕应立即取下（将其丢在加盖的硬的容器内），以免空气或其他污物进入胰岛素笔芯内，或防止药物漏出和影响注射剂量的准确性。

（5）轮换注射部位（腹部、上臂三角肌外缘、臀部、大腿外侧），可左右轮换。在同一注射区域内，避免 1 个月内重复注射同一个注射点，应距离上次注射部位至少 1 厘米。

（6）只能用 75% 酒精消毒皮肤，忌用碘酒消毒（碘与胰岛素相互作用会降低胰岛素的效果）。

（7）推注完毕后，针头至少停留 10 秒后再拔出，以防止胰岛素随针头带出体外。

（8）注射后 15～30 分钟必须进食，以免发生低血糖。

（9）注射前，胰岛素须常温下复温 30 分钟，以免引起注射部位疼痛。

（10）每次注射前,针尖应朝上排尽空气。

2. 注射技巧

（1）取已备好的注射器,确认剂量选择处于零位,然后调取 2 单位,将胰岛素笔针尖向上,用指头轻弹笔芯架数下。

（2）按下注射推键,直至有一滴饱满的药液挂在针尖上。

（3）调整胰岛素的剂量。

（4）完全按下注射推键,直至剂量显示回复至零位。

 问题 11: 血糖监测的目的是什么? 自我检测频率和时间点有哪些要求?

1. 血糖监测的目的

它是了解血糖是否达标的重要措施,也是减少低血糖风险的重要手段。自我血糖监测适用于所有糖尿病患者,特别是注射胰岛素的患者必须进行自我血糖监测。对于那些没有使用胰岛素治疗的患者,鼓励进行自我血糖监测。

2. 自我检测血糖频率

治疗方案	血糖控制和(或)病情	监测频率
胰岛素静脉或皮下注射	血糖控制较差和(或)急危重症	4~7 次/天,或按需检测
胰岛素		使用基础胰岛素者 1 次/天
		使用预混胰岛素者 1~2 次/天
		使用基础胰岛素 + 餐时胰岛素者 3~4 次/天
口服药或生活方式干预		2~4 次/周

3. 自我监测时间点

监测时间点	血糖控制状态
空腹	较差时
餐前	较好时,尤其老年患者
餐后	空腹血糖控制良好,但 HbA1c 仍不能达标时
睡前	注射胰岛素尤其是注射中长效胰岛素
夜间	胰岛素治疗已接近治疗目标而空腹血糖仍高
运动前后	观察病情
低血糖时	观察病情

 问题 12:低血糖的分类及症状如何? 如何识别夜间低血糖?

1. 低血糖的分类

根据 2005 年美国糖尿病协会发布的低血糖定义,临床低血糖事件可分为 5 种类型。

(1)严重低血糖:发作时需要他人给予碳水化合物、葡萄糖等相关急救措施,并有明显的低血糖引起的癫痫或昏厥,低血糖发生时的血糖值可能不被测得,但神经功能的恢复主要归因于血清葡萄糖浓度转归正常。

(2)明确症状性低血糖:事件发生过程中伴随着典型的低血糖症状,测得血糖值≤3.9 毫摩尔/升。

(3)无症状性低血糖:测得血糖值≤3.9 毫摩尔/升,但无典型的低血糖症状。

(4)疑似低血糖事件:有相关的低血糖症状,但事件发生时未实时测得血糖值,患者进食碳水化合物类食物后可自行缓解。

(5)相对低血糖:自感有典型的低血糖症状,但实时测得血糖值 >3.9 毫摩尔/升,这一情况常反映在长期血糖控制不佳的糖尿病患者当中。

2．症状

（1）自主神经过度兴奋表现：多为肌肉颤抖、心悸、出冷汗、饥饿感、软弱无力、紧张焦虑、面色苍白、心率加快、四肢冰冷等。

（2）脑功能障碍表现：初期为精神不集中、语言迟钝、头晕、嗜睡、视物不清，后可有幻觉、躁动、易怒、认知障碍，严重时发生抽搐、昏迷。

3．如何识别夜间低血糖？

注射胰岛素（或）服用磺脲类/格列奈类的患者及严格控制饮食的老年人易发生低血糖事件，尤其在夜间。老年人常有自主神经功能紊乱而掩盖交感神经兴奋表现，导致低血糖症状不明显，因此易发生低血糖的老年人，不管有没有出现低血糖症状，夜间应常规进行血糖自我监测，以识别低血糖。

 问题13：低血糖的常见诱因和预防策略有哪些？

1．常见诱因

一般低血糖有两种临床类型，即空腹低血糖和餐后低血糖，前者主要见于胰岛素过多或胰岛素拮抗激素缺乏。例如：

（1）口服药：单用磺脲类/格列奈类降糖药；单用 α 糖苷酶抑制剂、DPP-4 抑制剂及短效 GLP-1 受体激动剂不引起低血糖，但是当联合使用时，易引起低血糖。

（2）胰岛素：短效人胰岛素/速效胰岛素类似物；口服降糖药与胰岛素合用时也可发生低血糖。后者多见于餐后胰岛素分泌高峰延迟，大多发生于餐后 4～5 小时，尤以单纯进食碳水化合物时显著。

（3）此外，严格控制饮食、运动量较大的患者，尤其是老年人，也易发生低血糖。

2．预防策略

（1）多种降糖药物引起低血糖。服药期间不能随意更改降糖药物及其剂量，应根据医嘱服药。

（2）初始服用降糖药物时，应该从小剂量开始。

（3）当活动量增加时，要减少胰岛素的用量并及时加餐；外出运动时,应随身携带糖果、饼干、巧克力等。

(4)易在后半夜或清晨发生低血糖者,晚餐宜适当增加主食或含蛋白质、健康脂肪的食物;亦可在睡觉之前加餐。

(5)注射胰岛素后,应及时进餐。

(6)记录血糖监测的情况,以备医生根据其调整治疗方案。

问题14:老年糖尿病患者血脂和血压的控制目标是多少?目前它们的改善方案包括哪些内容?

2型糖尿病患者除降糖治疗外,还应该控制动脉粥样硬化性心血管疾病危险因素(如血压、血脂)和进行抗凝,综合治疗。

1. 降压治疗

控制目标为 < 130/80 毫米汞柱。

(1)血压≥140/90 毫米汞柱者,可开始降压药物治疗,首选血管紧张素转换酶抑制剂(卡托普利、依那普利等)或血管紧张素Ⅱ受体抑制剂(氯沙坦、缬沙坦等),阿司匹林治疗(阿司匹林适应证:已经发生过血管病变:心肌梗死,心绞痛,缺血性脑卒中,外周动脉疾病;心血管病变中高危人群:年龄男≥50 岁,女 > 60 岁,或年龄男 < 50 岁,女 < 50 岁,但合并超过 1 项下列危险因素,如高脂血症、高血压、吸烟史、心血管疾病家族史等)。

(2)血压 < 140/90 毫米汞柱者,可先考虑采用单纯生活方式干预。

2. 降脂治疗

指南推荐应将降低低密度脂蛋白胆固醇(LDL-C)作为首要目标。

(1)已患心血管疾病的糖尿病患者:首选他汀类调脂药物,LDL-C 应降至 2.07 毫摩尔/升以下。

(2)无心血管疾病但年龄 > 40 岁者:LDL-C > 2.5 毫摩尔/升或总胆固醇 > 4.5 毫摩尔/升,使用他汀类调制药。

(3)年龄≤40 岁者:如同时存在其他心血管疾病危险因素

（高血压、吸烟、心血管疾病家族史等），亦应开始使用他汀类药物。

（4）甘油三酯＞4.5毫摩尔/升者：应首选降低甘油三酯的贝特类药物治疗。

其中生活方式干预贯穿始终：控制饱和脂肪酸和胆固醇含量丰富的食物，如肥肉、动物皮、内脏、鱼子、蟹黄、蛋黄等；适当多吃健康脂肪，如坚果和植物油，这些食物含较丰富的不饱和脂肪酸，可改善血脂、血糖，保护心血管功能。

 问题15：糖尿病足的定义是什么？足溃疡的危险因素有哪些？如何预防糖尿病足？

1. 糖尿病足的定义

糖尿病足是由糖尿病引起的不同程度的周围神经病变和（或）下肢血管病变导致的足部感染、溃疡和（或）深部组织的破坏。糖尿病足进展快、病程长、难治愈、致残率高、致死率高，是糖尿病最严重的并发症之一。

2. 糖尿病足的危险因素

（1）有神经病变症状或体征，如足部麻木，触觉、痛觉减退或消失，足发热，皮肤不出汗，肌肉萎缩，压力点的皮肤增厚或胼胝形成；或缺血性血管病变的体征，如足部发凉、足背动脉搏动减弱或消失，皮肤颜色发白或苍白等。

（2）足部畸形。

（3）其他危险因素，如鞋袜不适合，老年人等。

3. 预防

（1）每天检查双足1次，了解足部是否有感觉异常、麻木、刺痛；观察足部皮肤有无颜色、温度改变及足背动脉搏动情况；注意趾甲、趾间、足底部皮肤有无胼胝、鸡眼，是否发生红肿、青紫、水疱、溃疡等。每年进行一次体检，进行下肢动脉病变与周围神经病变的筛查等。

（2）保持足部清洁，避免感染。如勤换鞋袜，每天清洗足部，水温要适宜,不能烫脚,可使用手肘试水温或请家人试水温;洗完后用柔软的浅色毛巾擦干,尤其应擦干脚趾间的皮肤。

(3) 预防外伤。外出时不穿拖鞋,应穿着合适的鞋袜,每次穿鞋前检查鞋子里面是否有坚硬的东西,袜子以浅色、透气、柔软的为主;及时修剪指甲。冬天不使用热水袋、电热毯或烤灯保暖,谨防烫伤,同时预防冻伤。

(4) 促进肢体血液循环,如步行和腿部运动,避免盘腿坐或跷二郎腿。

(5) 积极控制血糖,戒烟。

第二章　甲状腺功能亢进

 问题1: 什么是甲状腺功能亢进? 根据哪些临床常用的指标可以诊断甲亢?

1. 甲状腺功能亢进的定义

甲状腺毒症是指血液循环中甲状腺激素过多,引起以神经、循环、消化等系统兴奋性增高和代谢亢进为主要表现的一组临床综合征。由于甲状腺腺体功能亢进,合成和分泌甲状腺激素增加所导致的甲状腺毒症称为甲状腺功能亢进(甲亢)。

2. 常用的甲亢诊断指标

(1) 促甲状腺激素(TSH)。血清 TSH 浓度的变化是反映甲状腺功能最敏感的指标。敏感 TSH(sTSH)为筛查甲亢的第一线指标,甲亢时 TSH < 0.1 毫单位/升,sTSH 可诊断亚临床甲亢,因为亚临床甲亢的甲状腺激素水平正常,仅有 TSH 水平的改变。

(2) 血清游离甲状腺素(FT_4)与游离三碘甲状腺原氨酸(FT_3)可直接反映甲状腺功能状态,是临床诊断甲亢的首选指标。

(3) 血清总甲状腺素(TT_4)与血清总三碘甲状腺原氨酸

（TT_3）易受血甲状腺结合球蛋白（TBG）的影响，但排除其影响，这两个指标较稳定、重复性好，仍是诊断甲亢的主要指标。

（4）^{131}I 是诊断甲亢的传统方法，已被 TSH 所取代，现在主要用于甲状腺毒症病因的鉴别：甲亢类型的甲状腺毒症其摄取率增高；非甲亢的甲状腺毒症其摄取率降低。

问题 2：甲亢患者有哪些临床表现？

1. 甲状腺毒症表现

（1）高代谢综合征：交感神经兴奋性增高和新陈代谢加速，常表现为疲乏无力、怕热多汗、皮肤潮湿、多食易饥、体重显著下降等。

（2）神经系统方面：表现为神经过敏、多言好动、紧张焦虑、焦躁易怒、失眠多梦、注意力不集中、记忆力减退、手眼震颤、腱反射亢进等。

（3）心血管系统方面：表现为心悸、胸闷、气短等。

（4）消化系统方面：表现为排便次数增多等。

2. 甲状腺肿

多数患者呈现不同程度的甲状腺肿大，常为弥漫性、对称性肿大，无压痛。甲状腺上下极可触及震颤，闻及血管杂音。

3. 眼征

突眼表现：

（1）突眼度 19～20 毫米。

（2）Stellwag 征：瞬目减少，双目炯炯发亮。

（3）上眼睑挛缩，眼裂增宽。

（4）von Graefe 征：双眼向下看时，由于上眼睑不能随眼球下落，显现白色巩膜。

（5）Joffroy 征：眼球向上看时，前额皮肤不能皱起。

（6）Mobius 征：两眼看近物时，眼球辐辏不良。

上述临床表现，老年患者表现多不典型。

问题3：哪些人容易患甲亢?

女性显著高发,高发年龄为 20~50 岁。

 问题4：易患人群如何预防甲亢的发生?

甲亢多数起病缓慢,少数在感染或精神创伤等应激后急性起病。因此,易患人群应该避免细菌感染、精神创伤等应激。禁止摄入刺激性食物或饮料,如辣椒、浓茶、咖啡等,以免引起精神过度兴奋。注意休息,保证充足睡眠;保持周围环境安静。

 问题5：甲亢患者日常生活中应注意哪些方面?

(1) 饮食上加强护理:经常测量体重,根据体重变化情况调整饮食计划。

(2) 用药护理:遵医嘱服药,不可自行减量或停药,密切观察药物的不良反应。

(3) 休息与运动:活动时以不感到疲劳为度,增加休息的时间,保证充足的睡眠,防止病情加重。病情重、心衰或严重感染者应严格卧床休息。保持房间环境安静,不到人口密集的地方活动,房间应经常通风,夏天使用空调,保持室温恒定、凉爽。大量出汗者须随时更换浸湿的衣服及床单,保持衣服干净。

(4) 眼部护理:见"问题7"。

 问题6：常用抗甲亢药物的注意事项有哪些?

常见抗甲亢药物主要有硫脲类和咪唑类。前者包括甲硫氧嘧啶及丙硫氧嘧啶;后者包括甲巯咪唑(他巴唑)和卡比马唑(甲亢平)。临床普遍使用丙硫氧嘧啶和甲巯咪唑。

甲亢需要长期治疗,包括初始期、减量期及维持期。

(1) 初始期:分 3 次口服抗甲亢药物,持续 6~8 周,至症状缓解或血甲状腺激素恢复正常即可减量。

(2) 减量期:逐渐减量,直至症状完全消失、体征明显好转时再减至维持量。

（3）维持量：维持 1～1.5 年。一般不能中断,并定期随访。

应密切观察药物的副作用,服药 2～3 个月时,易出现粒细胞减少,应定期复查血象。药疹较常见,如出现皮肤瘙痒、团块状等严重皮疹则应立即停药。

问题 7：甲亢患者如何进行眼部护理?

（1）突眼者外出时戴深色眼镜,避免光线、灰尘和异物的侵害。经常滴眼药水,保持眼睛的湿润。

（2）睡前涂抗生素眼膏,眼睑不能闭合者用无菌纱布或眼罩覆盖双眼。

（3）自感眼内有异物、刺痛时,不要用手直接揉眼睛,可使用 0.5% 氢化可的松眼液滴眼,以减轻症状。

（4）卧床休息时抬高头部,减轻球后水肿。

（5）定期到眼科门诊检查,如出现畏光、流泪、疼痛等角膜炎、角膜溃疡,应进行复诊。

问题 8：甲亢患者如何进行情绪管理?

（1）患者应知道情绪、性格改变只是暂时的,可通过治疗得到改善,应对治疗充满信心。

（2）多与家属、亲戚、朋友交流,使他们理解自己;积极参加娱乐活动,使自己身心愉悦。

（3）创造居室安静的环境,避免到嘈杂的环境中去。

（4）避免精神刺激或过度劳累,保证充足的睡眠。

问题 9：甲亢患者的饮食注意事项有哪些?

由于患者机体处于高代谢状态,能量消耗大,所以应食用高热量、高蛋白、高维生素及矿物质丰富的食物。

（1）主食应足量,增加优质蛋白的摄入,如牛奶、鸡蛋、瘦肉类等,以纠正体内负氮平衡。

（2）多摄入新鲜蔬菜和水果。

（3）多饮水。每天饮水量应达到 2000～3000 毫升,补充出汗、腹泻等所丢失的水分,但合并心脏病疾病者应避免大量饮水。

（4）禁止摄入刺激性食物或饮料,如辣椒、浓茶、咖啡等,以免引起精神兴奋。

（5）由于排便次数增多,应减少粗纤维食物的摄入。

（6）避免进食含碘丰富的食物,应使用无碘盐,忌食海带、紫菜等海产品,慎食卷心菜、甘蓝等会导致甲状腺肿大的食物。

 问题 10：甲亢患者如何进行自我监测?

（1）体重监测：经常监测体重,以便及时调整饮食策略。

（2）密切观察抗甲亢药物的不良反应,做到及时处理和就医。在服用的开始 3 个月,每周查血象 1 次,每 1～2 个月做一次甲状腺功能测定;每天早晨起床后自测脉搏。脉搏减慢、体重增加是治疗有效的标志。

（3）密切观察自身是否出现高热、恶心、呕吐、不明原因腹泻、突眼加重等症状,如有,则可能发生了甲状腺危象,应及时就诊。

问题 11：如何预防甲亢危象?

（1）避免甲亢危象的诱因：调整心态,避免情绪激动;避免摄入刺激性食物或饮料;避免感染,如呼吸道感染;避免严重的精神刺激、创伤;避免过度挤压甲状腺。

（2）自我监测：密切观察生命体征和神志变化。如果原有症状加重,并出现发热（体温＞39℃）、严重乏力、烦躁、多汗、心悸、心率＞140 次/分,食欲减退、恶心、呕吐、腹泻、脱水等情况,应警惕甲状腺危象发生,建议立即就医。

第三章　高尿酸血症及痛风

问题1：什么是痛风？高尿酸血症与痛风之间的关系怎样？

尿酸是人类嘌呤代谢的终产物。高尿酸血症是指血尿酸盐升高，超过了血清单钠尿酸盐的溶解极限（37℃时溶解度为 6.8 毫克/分升）。

痛风是一种单钠尿酸盐沉积所致的晶体相关性关节病，与嘌呤代谢紊乱和（或）尿酸排泄减少所致的高尿酸血症直接相关，属于代谢性风湿病的范畴。

高尿酸血症与痛风都是嘌呤代谢障碍引起的代谢性疾病，痛风具有明显的异质性，除高尿酸血症外，可表现为急慢性关节炎、痛风石、关节畸形、慢性间质性肾炎和尿酸性尿路结石。而高尿酸血症只有出现上述表现时才称为痛风。

问题2：痛风患者有哪些临床表现？

痛风多发生于中老年男性，女性绝经期后易发，并有年轻化的趋势。常有家族遗传史。

（1）无症状期：仅表现为血尿酸持续性或波动性增高。随着年龄的增长，出现痛风的比率增加，症状的出现与高尿酸血症的水平和持续时间有关。

（2）急性关节炎期：急性关节炎是尿酸盐结晶、沉积引起的炎症反应。常在午夜或清晨突然发病，多为剧痛，因疼痛而惊醒，数小时后受累关节出现红肿热痛和功能障碍。最易受累的部位是第一跖趾关节，其后会累及大关节，如踝、膝、腕等。初次发病常呈自限性，一般 1~2 天或数周自然缓解，有时伴有皮肤色素沉着、脱屑和瘙痒。随着病情的进展,发作次数逐渐增加,持续时间逐渐延长,症状不能完全缓解,受累关节逐渐增加,由下肢蔓延到上肢,由小关节向大关节进展。

(3)慢性痛风石:常多关节受累,且多见于关节远端,可表现为关节肿胀、僵硬及畸形,无一定形状且不对称,手足关节活动受限。痛风石在关节内、关节附近与耳轮常见,呈黄白色大小不一的隆起,小如芝麻,大如鸡蛋,初期较软,后逐渐变硬如石;严重时痛风石处皮肤发亮、菲薄,容易经皮破溃排出白色豆渣样尿酸盐结晶。

(4)痛风性肾病:早期有间歇性蛋白尿,后伴有夜尿增多,晚期可有肾功能不全的表现,如高血压、水肿及肌酐升高等。

(5)尿酸性尿路结石:结石较小者呈沙砾状随尿排出,可无明显症状;较大者可阻塞尿路,引起肾绞痛、血尿、排尿困难、泌尿系感染、肾盂扩张、积水等。

 问题3：高尿酸血症及痛风的诊断要点有哪些?

尿酸:正常男性为150～380微摩/升(2.5～6.4毫克/分升),女性100～300微摩/升(1.6～5.0毫克/分升)。若男性和绝经后女性血尿酸>420微摩/升(7.0毫克/分升)、绝经前女性>350微摩/升(5.8毫克/分升),可诊断为高尿酸血症。中老年男性如出现特征性关节炎表现、尿路结石或肾绞痛发作,伴有高尿酸血症,应考虑痛风。关节液穿刺或痛风石活检证实为尿酸盐结晶可做出诊断。

 问题4：高尿酸血症及痛风的危险因素有哪些?

(1)饮食因素:高嘌呤食物如肉类、海鲜、动物内脏、浓的肉汤等,饮酒(尤其是啤酒)等均可使血尿酸水平升高。

(2)疾病因素:高尿酸血症多与心血管和代谢性疾病伴发,相互作用,相互影响。因此日常生活中应注意对这些患者进行血尿酸检测,以便及早发现和治疗。

(3)避免长期使用可能造成尿酸升高的治疗伴发病的药物:

可能造成尿酸升高的药物有噻嗪类及袢利尿剂、烟酸、小剂量阿司匹林等。需服用利尿剂且合并高尿酸血症的患者，应避免应用噻嗪类利尿剂。而小剂量阿司匹林（ < 325 毫克/d）尽管会升高血尿酸，但作为心血管疾病的防治手段不建议停用。

（4）其他：高龄、男性、肥胖、痛风家族史、静坐生活方式者。

 问题 5：高尿酸血症及痛风的危害有哪些？

高尿酸血症与代谢综合征、2 型糖尿病、高血压、心血管疾病、慢性肾病、痛风等密切相关，是这些疾病发生发展的独立危险因素。

（1）代谢综合征的患病率随着血尿酸的升高而升高。

（2）2 型糖尿病的发病风险也随着血尿酸水平的升高而增加，普通人群中血尿酸水平每增加 60 微摩/升，新发糖尿病的风险增加 17%。

（3）尿酸与肾动脉性高血压相关，尤其是使用利尿剂者，尿酸水平每增加 60 微摩/升，高血压发病的相对危险增加 13%。

（4）血尿酸每增加 60 微摩/升，冠心病死亡的风险增加 12%，女性患者的相关性更为显著。

（5）随着血尿酸的增高，慢性肾病、糖尿病肾病的患病率显著增加，而生存率显著下降，而且血尿酸也是急慢性肾衰竭发生及预后差的强有力的预测因素。

 问题 6：痛风患者何时需开始降尿酸治疗？

临床上必须依据患者的不同病情而定，遵从个体化治疗原则。出现以下情况之一者应开始降尿酸治疗：频发和（或）失能性急性关节炎；出现痛风石；痛风性泌尿系结石；血尿酸水平 > 714 微摩/升（12 毫克/分升），或 24 小时尿尿酸 > 1100 毫克（6.545 毫摩）。

问题7：高尿酸血症患者血尿酸的控制目标及干预治疗要点有哪些?

1．控制目标

血尿酸＜360微摩/升(对于有痛风发作的患者,血尿酸＜300微摩/升)。

2．干预治疗要点

血尿酸＞420微摩/升(男性),＞360微摩/升(女性)。

(1)专家建议高尿酸血症合并心血管危险因素和心血管疾病者应同时进行生活指导及药物降尿酸治疗,使血尿酸长期＜360微摩/升。

(2)有痛风发作的患者则须将血尿酸长期控制在300微摩/升以下,以防止反复发作。

(3)不伴有心血管危险因素和(或)心血管疾病者,若血尿酸＞540微摩/升,也应降尿酸治疗。

(4)血尿酸水平为360～540微摩/升者,首先采取生活方式干预治疗。

问题8：降尿酸药物的选择及注意事项有哪些?

遵医嘱正确服药,观察药物的疗效及不良反应。药物选择应根据临床分期进行。

1．急性发作期的治疗

(1)非甾体类抗炎药:如吲哚美辛、依托考昔、选择性环氧化酶(COX)-2抑制剂等,其作用较温和,可用于发作超过48小时的患者,症状消失后减量。

(2)秋水仙碱:秋水仙碱是治疗痛风急性发作的特效药,一般服药后6～12小时症状减轻,24～48小时内症状缓解,对制止炎症、止痛有特效,越早应用效果越好。

(3)糖皮质激素:上述两类药无效或禁忌时用,但易出现"反跳"现象。

注意观察不良反应,主要为胃肠道反应,如腹泻、恶心、呕吐等。应用非甾体类抗炎药时,注意有无活动性消化性溃疡或消化道出血。

2. 发作间歇期和慢性期的治疗

(1)促进尿酸排泄药:如丙磺舒、苯溴马隆等,适合肾功能良好者。但已有尿酸盐结石形成或每天尿酸排泄量较多时,不宜使用。服药期间多饮水,并应碱化尿液。

(2)抑制尿酸排泄药:如别嘌呤醇,适用于尿酸生成过多或不适于排尿酸者。服用别嘌呤醇者,可能出现皮疹、发热、胃肠道反应、肝损伤等;肾功能不全者宜减量应用。

问题9:怎样对高尿酸血症及痛风患者进行生活方式特别是饮食方面的指导?

生活方式改变包括健康饮食、限制烟酒、坚持运动和控制体重等。改变生活方式也有利于对其他可能同时存在的疾病(如冠心病、肥胖、代谢综合征、糖尿病、高脂血症及高血压)的管理。患者在力所能及的情况下应加强相关知识的学习,提高自己的防病治病意识,提高治疗依从性。

(1)健康饮食。已有痛风、高尿酸血症、有代谢性和心血管危险因素的老年朋友,饮食应以低嘌呤食物为主。

避　免	限　制	鼓　励
内脏(脑、肝、肾)等高嘌呤食物	牛、羊、猪肉、富含嘌呤的海鲜(海鱼、贝类等)、浓肉汤、豆类	低脂或无脂食品
高果糖谷物糖浆的饮料(如汽水、果汁)或食物	天然水果汁、糖、甜点、盐(包括酱油和调味汁)	谷类、蔬菜和水果(属于碱性食物,应多食)、牛奶、鸡蛋
酒精滥用(发作期或进展期者严格禁酒)	酒精(尤其是啤酒,也包括白酒)	

(2)多饮水,戒烟限酒。每日饮水量应充足,以保证尿量在

1500 毫升以上,最好每天饮水量在 2000 毫升以上,以增加尿酸的排泄。提倡戒烟,禁啤酒和白酒,红酒适量。

（3）坚持运动,控制体重。每日中等强度运动 30 分钟以上。肥胖者应减体重,使体重控制在正常范围。

（4）避免使用抑制尿酸排泄的药物,如噻嗪类利尿剂;避免各种诱发因素并积极治疗相关疾病。

 问题 10：高尿酸血症和痛风患者是否需要定期复查?

平时用手触摸耳郭及手足关节处,检查是否产生痛风石,若出现应立即复查。血尿酸波动较大时,应反复监测。

（王丽丽,汪小华）

第八篇

血液系统慢病

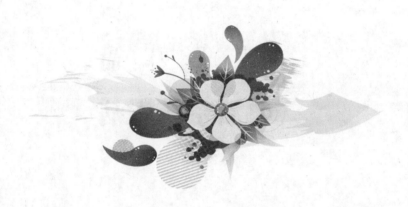

第一章 贫 血

 问题1：什么是贫血？

贫血是临床血液病中比较常见的一种疾病,准确地讲,贫血是一组症状,而不是具体疾病,许多疾病都伴有贫血。一般而言,贫血是指外周血液中血红蛋白量低于正常值下限。不同年龄、不同性别、不同海拔和不同地区的人,血红蛋白的浓度都各有差异,因此红细胞和血红蛋白的正常值只是相对而言的统计值。WHO(世界卫生组织)诊断贫血的血红蛋白标准是：成年男性低于130克/升,成年女性低于120克/升,孕妇低于110克/升。

 问题2：贫血可分为哪几类？其病因是什么？

贫血可按发病机制的不同和红细胞的形态特点等进行分类,临床上多将几种分类法互相参证,综合进行分析。

1. 发病机制分类

(1)造血不良性贫血：即红细胞生成不足。其常见的原因有以下两种。

① 造血功能障碍：药物或某些理化因素及毒素刺激,导致造血干细胞的分化发育受影响,从而使红细胞生成减少。例如,由于骨髓中的多能干细胞和造血微环境损害造成的再生障碍性贫血；由于骨腱纤维化、多发性骨髓瘤、癌转移至骨髓等疾病导致骨髓受侵害,正常的造血功能被破坏而造成的骨髓病理性贫血。

② 造血所需的物质缺乏：这可以由两种原因引起。

A. 营养的缺乏。维持正常红细胞生成的物质主要是从食物中摄取的。偏食导致供给不足或烹调方法不当,例如煮蔬菜时间过长,使叶酸、维生素 C 等造血物质被破坏,均可影响红细胞的生成。

B. 吸收障碍。造血物质的吸收障碍也可造成造血所需物质缺乏而引起贫血。例如,维生素 B_{12} 依靠胃壁细胞所分泌的内因子吸收,当病人患有萎缩性胃炎、胃大部或全部切除时,可造成维生素 B_{12} 吸收不良,从而导致巨幼红细胞性贫血。再如,胃酸和还原剂维生素 C 有助于体内铁的吸收,当胃酸缺乏或其他原因导致有碱性肠液返流入胃时,可造成铁吸收的减少,久而久之,可发生缺铁性贫血。

(2) 红细胞破坏过多:常见的原因有以下两种。

① 红细胞内在性缺陷:例如,红细胞膜的缺陷造成的遗传性球形红细胞增多症、棘红细胞增多症等;红细胞酶缺陷造成的丙酮酸激酶缺乏症;珠蛋白异常而发生镰形红细胞增多症;等等。

② 红细胞外在性的破坏:例如,红细胞被血清中的抗体破坏,从而造成自身免疫性溶血性贫血。脾功能亢进、大面积烧伤等情况均可导致不同程度的贫血。

(3) 红细胞丧失过多:即由各种急性或慢性失血导致血液丢失过多而引起的贫血。例如:创伤引起的大出血;溃疡病或肿瘤引起的消化道出血;痔疮出血、咯血以及寄生虫病引起的慢性出血;女性月经过多而引起的贫血;等等。

2. 按红细胞形态学分类

(1) 正常红细胞型贫血:如急性失血性贫血、再生障碍性贫血、某些溶血性贫血。

(2) 大红细胞型贫血:常见于维生素 B_{12} 或叶酸缺乏所致的巨幼红细胞性贫血。

(3) 单纯小红细胞型贫血:常见各亚急性或慢性感染所致的贫血。

(4) 小红细胞低色素型贫血:常见于缺铁性贫血、铁粒幼细胞性贫血和海洋性贫血。

问题3：老年人患了贫血会有哪些不适？

人体一旦发生了贫血，血红蛋白相对减少，血液运输氧气的能力就会减低，从而引起不同程度的组织缺氧，主要表现为：

（1）疲乏无力，困倦。

（2）皮肤、面色、黏膜、结膜及指甲苍白。

（3）活动后感气促、心悸。严重贫血病人即使在休息时也会气促、心慌。重度贫血和长期贫血可引起病人心脏扩大和心脏杂音，造成贫血性心脏病。

（4）头晕、头痛、耳鸣眼花、注意力不能集中，甚至嗜睡。

（5）食欲减退、腹胀、便秘、恶心等。

（6）严重贫血的病人偶尔会出现低热，体温一般为 37℃ ~ 38℃。

 问题4：贫血病人为何会在活动后气喘？

贫血病人在体力活动后，严重者休息时或情绪激动时会出现气喘，甚至呼吸困难，这是什么原因呢？由于各种原因的贫血造成血红蛋白的含量减少，血液运输氧气的功能降低，血液中氧的含量较低而二氧化碳的含量相对增高，从而反射性地刺激呼吸中枢，使病人发生呼吸急促、气喘等。

 问题5：贫血会导致心脏病的发生吗？

贫血患者由于血红蛋白减少，血液运输氧的能力降低，机体各部组织器官会发生一系列的缺氧表现。比如，贫血病人在静止时常会感到心悸。轻度贫血的病人表现尚不明显，但中度贫血的病人就会表现为窦性心动过速、心脏强烈的搏动感、脉搏充实、脉压增宽、心输出量增多以及呼吸加速等。这些都是循环系统出现明显的代偿变化引起的。

一个人若患有较为明显的贫血，其机体的循环血量就会减少，循环系统只能通过增加心率、加强心肌收缩等来弥补因贫血导致的机体各组织器官的缺血、缺氧,如此造成的结果是心肌肥厚、心脏扩大。由于贫血引起代偿性心动过速和血流速度加快,血液通过心脏瓣膜时可产生杂音;当血红蛋白量降低至 30 克/升时即为严重贫血,心脏可明显增大,因而会出现二尖瓣和三尖瓣相对性关闭不全所致的杂音。

老年贫血病人较容易伴有充血性心力衰竭,心电图显示为低电压,ST 段下降,左心前区导联的 T 波平坦或倒置。上述由于贫血而引起的心悸、心脏病表现在经贫血治疗被纠正后会有一定程度的恢复。

 问题 6:为什么老年人易患贫血?

老年人患贫血十分常见,其主要原因是:

(1)人体的造血功能随年龄的增长而降低。随着年龄的增长,红骨髓减少而被黄骨髓和纤维组织所替代,从而导致骨髓造血功能衰退。

(2)由于男性老年人雄性激素分泌不足,导致红细胞生成素减少,也影响了红细胞系统干细胞的分化与成熟,从而导致红细胞减少、血红蛋白降低。

(3)老年人的胃肠机能减退,胃黏膜逐渐萎缩,胃酸、胃泌素分泌均下降,吸收差,造血材料比如铁、维生素 B_{12}、叶酸等供应不足。另外,因胃肠运动功能降低,肠蠕动缓慢无力,老年人容易发生便秘,若滥用导泻剂以使肠蠕动加快,可加重铁吸收障碍。

(4)老年人的免疫系统不能正常识别自我与非我物质,可由自身的免疫活性细胞及自身抗体破坏血细胞,从而导致自身免疫性贫血。

由于贫血的发病常常比较缓慢,加上老年人反应相对较为迟钝,且有一定的耐受性,因此易与脑动脉硬化、心脏病等混淆,而且易被患者本人或其亲属所忽略,故应提高警惕,加以注意。老年人贫血多为继发性的,常继发于肿瘤、肾脏疾病及胃肠疾病等。

问题7：贫血病人应做哪些检查？

贫血病人可做的实验室检查包括以下一些项目：

（1）红细胞指数：根据血红蛋白和红细胞计数的检查结果，大致上可判断出贫血的形态学分类。红细胞指数是贫血最基本的实验室检查。血红蛋白的测定是确立贫血最可靠的指标。国际上已将氰高铁血红蛋白作为标准测定方法。

（2）周围血涂片检查：周围血涂片检查对贫血有重要的诊断价值。它不仅有助于贫血的形态学分类，而且还能从中发现异形红细胞。

（3）网织红细胞计数：这项检查的结果可以帮助了解幼红细胞的增生程度。未经治疗的贫血病人如果网织红细胞计数增高，常表示是溶血性贫血；如果低于正常值，则表示骨髓的造血功能低下或是发生了再生障碍性贫血。口服或注射铁剂治疗后网织红细胞计数明显上升，则表示是缺铁性贫血；应用维生素 B_{12} 或叶酸治疗后，网织红细胞计数上升，可诊断为因维生素 B_{12} 或叶酸缺乏引起的巨幼细胞性贫血。

（4）骨髓检查：骨髓象检查也是了解贫血性质、揭露贫血原因的重要步骤之一。通常采取骨髓穿刺，将获得的标本制成涂片检查。在某些特殊情况下，例如骨髓纤维化症，须做骨髓活检。根据骨髓增生与否，可将贫血分为增生性和增生不良性贫血两大类。除了再生障碍性贫血病人外，其他各类贫血病人都有不同程度的幼红细胞增生现象。骨髓象检查对诊断巨幼红细胞增生具有特异性。

（5）贫血的特殊实验检查：某些特殊的血液学试验可作为某些贫血的过筛性试验或特异性试验，对诊断极有价值。它包括渗透性试验、自身血清溶血试验、抗人球蛋白试验、冷凝集素试验、蔗糖溶血试验、热溶血试验、高铁血红蛋白还原试验、碱变性试验等。

问题 8：贫血病人可采取哪些治疗措施？

（1）强调对病因进行治疗：病因治疗是任何疾病最根本的治疗措施。如对慢性贫血的病人，应纠正其出血的原因；药物性贫血的病人应及时停用引起贫血的药物，并绝对避免再次用此类药。

（2）因造血物质缺乏而贫血的病人，如缺铁性贫血和营养性巨幼细胞性贫血等病人，应及时积极补充造血物质，如铁剂、维生素 B_{12}、叶酸等，并根据疾病的指征予以针对性的用药，避免滥用药物。若诊断明确，应足剂量和足疗程用药，防止复发。

（3）应用刺激红细胞生成的药物，如康力龙（司坦唑醇）、复康龙、丙睾丸酮、葵酸诺龙、大力补（美雄酮）等，对某些再生障碍性贫血和肾性贫血患者有一定的疗效。

（4）脾切除：脾脏是红细胞的破坏场所，切除脾后可减少红细胞的破坏。其主要用于治疗脾功能亢进所致的贫血和遗传性球形细胞增多症，且疗效显著，常为首选的治疗措施。

（5）输血治疗：输血可使贫血迅速减轻或消失，急性大量失血时必须输血。输血也可用于某些难治性贫血，如再生障碍性贫血，但只能取得暂时疗效。

（6）骨髓移植：各种难治性贫血，如严重的再生障碍性贫血、重症海洋性贫血等，可采用同种异体骨髓移植进行治疗，且治疗效果较好，多数可治愈。

问题 9：贫血病人应采取哪些护理措施？

（1）按医嘱进食：贫血严重者应给予高热量、高蛋白、高维生素易消化饮食。

（2）注意口腔卫生：鼓励病人刷牙，可给予复方硼砂溶液漱口。对牙龈出血严重者，鼓励漱口或用棉签擦洗，以免划破牙龈。对有口腔溃疡和牙龈肿胀糜烂的病人，应先用1% 双氧水（过氧化氢）棉球轻轻擦洗，除去局部腐败物，再用1：5000 的呋喃西林液漱口，并在局部涂布冰硼散。

（3）若患者出现发热、盗汗，应注意加强保暖措施，并及时更换内衣、床单，以免受凉感冒。

（4）接受化疗的贫血患者，应多饮水、利尿，以促进尿酸排泄。

（5）出血严重的贫血患者要严格安静卧床休息，行肌肉注射后应在局部加压止血。

（6）注意房间内紫外线消毒，每天 2 次。

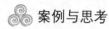 案例与思考

如何让缺铁性贫血的李大爷早日恢复健康？

李大爷今年 65 岁，两个月前开始出现心慌、乏力，上楼梯的时候非常吃力，家人也发现李大爷的面色不如以前红润了，好像还瘦了一些。李大爷有多年的胃溃疡病史，最近胃口也不是很好。前些天，李大爷自己一个人在家洗澡的时候突然晕倒，家人赶紧带李大爷到当地医院进行检查。

医生查体发现，李大爷的体温、心率、脉搏、血压都是正常的。医生根据李大爷自己的描述，推测李大爷有贫血的可能，便让他去验血，结果发现了异常：血红蛋白 75 克/升，血清铁蛋白 6 微克/升。医生告诉李大爷，多年的胃溃疡病史和慢性失血导致了他现在的缺铁性贫血。医生告诉李大爷，除了口服铁剂治疗外，还要坚持正确的饮食与活动。

饮食方面，医生告诉李大爷要尽量多进食含铁丰富的食物，比如动物肝脏、瘦肉、豆类、紫菜、海带及木耳等。除了多吃含铁丰富的食物外，还应该多吃新鲜的蔬菜水果，因为维生素 C 有利于铁的吸收。医生还特别叮嘱李大爷，要忌吃辛辣、油腻的食物，因为这些食物不利于胃溃疡的康复。

日常活动方面，医生告诉李大爷，治疗期间应该卧床休息，变换体位的时候要缓慢，防止突然翻身或坐起时发生晕厥，洗

澡应在家人的协助下进行。等病情缓解后可以适当散散步，但是不宜进行剧烈运动和重体力劳动。

此外，医生还告诉李大爷，由于他身体的抵抗力下降了，所以一定要预防感冒和感染。房间要定期通风，要定时修剪指甲，避免指甲抓破皮肤。

贫血是老年人群中的常见病之一，需要较长时间的综合治疗与护理。只要李大爷对该疾病予以足够的重视，坚持治疗，一定能够早日康复。

第二章　慢性淋巴细胞白血病

 问题1：什么是慢性淋巴细胞白血病？

慢性淋巴细胞白血病（chronic lymphoblastic leukemia，CLL，简称慢淋）是由于单克隆的 B 淋巴细胞（形态类似正常成熟的小淋巴细胞）凋亡受阻、存活时间延长，蓄积在骨髓、血液、淋巴结和其他器官，最终导致正常造血功能衰竭的低度恶性疾病。

 问题2：慢性淋巴细胞白血病的诊断依据是什么？

对于老年患者、反复感染、不明原因贫血、浅表淋巴结或肝、脾肿大，皆应疑及慢性淋巴细胞白血病，应进行全面的血常规检查。

我国以外周血淋巴细胞绝对值 $>5 \times 10^9/L$ 为诊断 CLL 的主要依据，外周血淋巴细胞绝对值升高所持续的时间也很重要，为减少漏诊，至少须观察 4~12 周，并做免疫分型。

 问题3：慢性淋巴细胞白血病的患病人群有何特点？

CLL 是欧美国家成人白血病中最为常见的一种，其发病率为

0.7/(10万人·年)~21/(10万人·年)。亚洲地区CLL仅占白血病的5%以下;据报道,中国为1.26%~3.5%。初次诊断患者的年龄往往>50岁,中位年龄为67~72岁,其中男性发病率高于女性,男女比例约为(1.5~2):1,且随着年龄的增大男性的发病率更高于女性,其演进往往缓慢,病程可长达数月甚至数十年。

 问题4:慢性淋巴细胞白血病的常见病因有哪些?

慢淋的病因迄今不明,可能与以下因素有关:

(1)性别及年龄:以男性多见,男女之比为2:1~3:1。90%的慢淋患者年龄在50岁以上(约2/3超过60岁)。老年人免疫和吞噬功能低下可能是易发慢淋的原因之一。

(2)遗传因素:在CLL发病中,遗传因素是比较确定的相关发病原因。CLL患者直系家属中患该病的危险性比一般人群高3倍,而且男性比女性易患。

(3)免疫缺陷:50%以上的慢淋患者有低丙球血症,常可同时患有原发性免疫缺陷性疾病或结缔组织病。多数学者认为,由于免疫监护的缺陷,机体对病毒或其他致白血病因子易感性增高,从而引起单株淋巴细胞增殖,在受外来刺激(如肿瘤病毒)后,此种单株群可突变成肿瘤株,从而导致慢淋的发生。

 问题5:老年慢性淋巴细胞白血病有哪些临床特点?

(1)发病率随年龄增长而增高。

(2)起病缓慢:早期无症状,随着病情的发展,出现乏力、食欲缺乏、消瘦、瘙痒、易感染等症状。最常见的体征是淋巴结肿大;脾大、皮肤损害也较常见。

(3)常伴有免疫异常:15%的患者有丙种球蛋白增高;2%伴有免疫性血小板减少;20%~70%的患者有低丙种球蛋白血症;10%~20%的患者伴有自身免疫性溶血性贫血或发生第二肿瘤。

4.患者免疫功能差:老年人免疫功能差,容易引起各种感染,夹杂疾病多,对化疗耐受差,一般常规化疗不能治愈的,骨髓移植也不适用,所以老年慢性淋巴细胞白血病的治疗方法以保守为主。

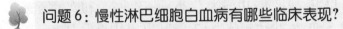

问题6:慢性淋巴细胞白血病有哪些临床表现?

CLL起病缓慢,多无自觉症状,淋巴结肿大常为就诊的首发症状,以颈部、腋下、腹股沟淋巴结为主。肿大的淋巴结无压痛、较结实、可移动。偶有纵隔淋巴结及腹膜后、肠系膜淋巴结肿大而引起相应的症状,50%~70%的病人有肝、脾轻至中度肿大。早期可出现疲乏、无力,随后出现食欲减退、消瘦、低热和盗汗等,晚期免疫功能减退,易发生贫血、出血、感染,尤其是呼吸道感染。约8%的病人可并发自身免疫性溶血性贫血。

问题7:慢性淋巴细胞白血病何时该进行治疗?

早期无症状的CLL患者不需要任何干预措施,但须进行定期监测,每1~3个月做1次血常规检查,且应包括淋巴细胞绝对计数。当符合下列情况中的1项或1项以上时须进行治疗。

(1)体重减轻超过10%,极度疲劳,体温>38℃超过2周,盗汗。

(2)进行性脾大(左肋弓下超过6厘米)。

(3)淋巴结进行性肿大或直径大于10厘米。

(4)进行性淋巴细胞增生:2个月内增加超过50%,或倍增时间<6个月。

(5)自身免疫性贫血或血小板减少,对糖皮质激素的治疗反应较差。

(6)骨髓进行性衰竭,贫血或血小板减少出现或加重。

值得注意的是,淋巴细胞绝对值明显升高,大于50×10^9/升甚至达100×10^9/升,都不一定进行干预,只需要预防发生高尿酸血症。

问题8:慢性淋巴细胞白血病的治疗方案有哪些?

(1)化学治疗:常用的药物为氟达拉滨和苯丁酸氮芥(留可

然),前者较后者效果好。氟达拉滨的常用剂量 25~30 毫克/（米^2~天），连续 3 天静滴，每 4 周重复 1 次。其他嘌呤类药物有喷司他丁、克拉屈滨，烷化剂有环磷酰胺。

（2）免疫治疗：如 α-干扰素、单克隆抗体。

（3）并发症的治疗：积极进行抗感染治疗，反复感染者可注射免疫球蛋白。并发自身免疫性溶血性贫血或血小板减少可用较大剂量糖皮质激素，疗效不佳且脾大明显时，可行脾切除。

问题 9：造血干细胞移植是否适合慢性淋巴细胞白血病患者？

造血干细胞移植是目前治疗多种造血系统恶性肿瘤的有效治疗方案之一。由于 CLL 患者多数为中老年人，这类人群中的大多数无法耐受造血干细胞移植（HSCT）治疗期间较大的毒副作用，因此，造血干细胞移植在 CLL 的治疗中并不是一线治疗方案。

问题 10：老年慢性淋巴细胞白血病患者的哪些部位易发生感染？

老年 CLL 患者由于造血系统和免疫系统损害，其感染发生部位多样，主要包括肺部、皮肤软组织、胃肠道和泌尿生殖系统等。

（1）呼吸系统感染：由于老年患者自身肺功能下降，组织弹性减低，气管和支气管内分泌物不易排出，而合并肺部基础疾病者肺功能更差，因此，呼吸系统感染发生率通常较高。

（2）口腔感染：口腔感染主要是由于化疗药物导致口腔黏膜上皮细胞损伤，屏障保护作用减弱，加之化疗后骨髓抑制，机体抵抗力减弱，口腔正常菌群失调。此外，由于老年患者多有龋齿、残齿等口腔疾病，而白血病细胞浸润口腔黏膜可导致齿龈增生、肿胀，易引发口腔溃疡，增加院内感染概率。口腔感染还可引起其他器官及全身感染，直接影响患者预后。

（3）血液感染：血液感染是指病原微生物侵入血循环，在血液中繁殖,诱导各种毒素及细胞因子释放,引起全身感染及炎症反应。相关研究显示,高龄、粒细胞缺乏、贫血、低蛋白血症等是引发血液感染的重要危险因素。

此外,老年患者由于生理功能减退,器官组织功能弱化,容易发生便秘、腹泻等胃肠道功能障碍及肛裂、痔疮等疾患,这些因素都可诱发患者在化疗期间并发肛周脓肿等疾病。

 问题 11: 慢性淋巴细胞白血病患者出现贫血时应如何护理?

保证充足的休息和睡眠,减少活动。严重贫血、Hb < 60 克/升者应尽量卧床休息,并做好生活护理,必要时输注压积红细胞或洗涤红细胞。有些患者虽然 Hb > 60 克/升,但是如果已经出现明显的气促、心悸、头晕、耳鸣、面色苍白等贫血症状,特别是老年体弱患者,必要时可给予输血支持治疗。

 问题 12: 慢性淋巴细胞白血病患者在服用化疗药物期间应注意哪些问题?

瘤可宁(苯丁酸氮芥)、氟达拉滨的常见副作用有消化道反应、骨髓抑制等,因此化疗期间应随时监测血象,当患者出现恶心、呕吐时,应及时清理呕吐物,严重者应服用止吐剂。

环磷酰胺可引起出血性膀胱炎,应密切观察尿液颜色的变化,监测尿常规。

静脉注射化疗药物时速度不宜太快,不可将药物注射到血管外,否则会引起局部组织损伤。

 问题 13: 慢性淋巴细胞白血病患者如何进行正确的饮食和休息?

保证患者有充足的睡眠,适当减少活动,以降低体力消耗。当血小板 < 20×10^9/升时,患者应绝对卧床休息。

患者宜进食高蛋白、高维生素、易消化的食物,多吃蔬菜及水果。化疗期间多饮水,以防止尿酸性肾病的发生。

问题14:怎样预防慢性淋巴细胞白血病?

(1)多吃天然食物及经过卫生检验的正规生产食品,如新鲜蔬菜、五谷杂粮等。

(2)不要过多接触X射线和其他有害的放射源。从事放射线工作的人员要做好个人防护,加强预防措施。

(3)不要滥用药物。使用氯霉素、细胞毒类抗癌药、免疫抑制剂等药物时要小心谨慎,必须有医生指导,切勿长期使用或滥用。

(4)减少与苯的接触。慢性苯中毒主要损害人体的造血系统,引起白细胞、血小板数量减少,诱发白血病。一些从事以苯为化工原料生产的工人应加强劳动保护;建筑装修时应选择对人体无害的装修材料。

如果发现有贫血、浑身无力、脸煞白、不明原因的发热、出血等症状,要立即到正规医院的血液专科进行检查。

第三章　多发性骨髓瘤

问题1:多发性骨髓瘤的临床特点有哪些?

1. 多发性骨髓瘤的定义

多发性骨髓瘤(MM)是恶性浆细胞病中最常见的一种类型,又称骨髓瘤、浆细胞骨髓瘤。其特征是单克隆浆细胞恶性增殖并分泌大量单克隆免疫球蛋白。由于恶性浆细胞的无节制增生、广泛浸润和大量单克隆免疫球蛋白的出现及沉积,正常多克隆浆细胞增生和多克隆免疫球蛋白分泌受到抑制,从而引起广泛骨质破坏、反复感染、贫血、高钙血症、高黏滞综合征、肾功能不全等一系列临床表现并导致不良后果。

2. 多发性骨髓瘤的临床特点

（1）MM 是中老年疾病,且男性患者稍多于女性。我国患者的发病年龄较欧美患者(中位发病年龄为 65 岁)年轻,中位发病年龄为 57 岁。我国发病高峰年龄为 50～60 岁。

（2）易出现骨髓瘤骨病。老年患者的骨痛好发于腰骶部,其次为胸骨、肋骨及四肢骨。老年患者易发生病理性骨折,常见于下胸椎、上腰椎及肋骨。

（3）贫血表现更明显。老年人视网膜、脑、肾等脏器的微循环最易受到损伤,从而引起头晕、视力障碍和手足麻木等症状。

（4）易反复发生感染,并发症多,预后差。

（5）临床表现多种多样,早期极易误诊、漏诊。

问题 2: 引发多发性骨髓瘤的常见病因有哪些?

多发性骨髓瘤的病因迄今尚未完全明确。临床观察、流行病学调查和动物实验提示,电离辐射、慢性抗原刺激、遗传因素、病毒感染、基因突变等因素都可能与多发性骨髓瘤的发病有关。

（1）病毒感染:如人类疱疹病毒 8 型、EB 病毒、丙型肝炎病毒和人免疫缺陷病毒等。

（2）电离辐射:有研究报道,在原子弹爆炸后的较大剂量辐射幸存者中,经过长期潜伏后,多发性骨髓瘤的发病率增加,而长期接受放射线照射者发生多发性骨髓瘤的风险较正常人群增加 2 倍。

（3）接触化学制剂:长期接触杀虫剂、除草剂和农用化学剂等,接触各种金属(如铅、砷、镉、铜)粉末和烟尘、苯和其他化学物质、皮革、石油、油漆等,多发性骨髓瘤的发生率均会有不同程度的升高。

问题 3: 老年人出现哪些症状时需要警惕患多发性骨髓瘤?

（1）骨骼疼痛:大多数老年患者以骨骼疼痛为首发症状,其中以腰痛和胸背部疼痛多见。骨髓瘤细胞易破坏骨质产生疼痛,特别好发于身体的负重骨。对于老年人来说,由于常同时存在骨质疏松、骨质增生等情况,腰痛症状可能更加突出。病变不仅在腰椎,还可累及颅骨、胸椎、肋骨、髂骨等,严重的患者胸、腰椎及肋骨可发生病理性骨折,若行 X 线摄片,可发现有溶骨性改变、广泛的骨质疏松或骨折。

（2）贫血:老年多发性骨髓瘤患者起病时常有头昏乏力、面色苍白等表现,血常规检查有不同程度的贫血,并以中度贫血为主。当老年人出现关节痛,尤其是腰痛合并贫血时,要高度警惕多发性骨髓瘤的可能。

（3）肾功能损害:半数以上的患者可表现为水肿、纳差、呕吐、高血压等,老年多发性骨髓瘤的肾脏损害多表现为中等至大量的蛋白尿。

（4）反复发生多种感染:多发性骨髓瘤可抑制体内正常免疫球蛋白的合成,致使免疫功能下降,患者的呼吸系统、泌尿系统、肠道、皮肤等易发生多种感染,较常见的是肺炎。有的中老年患者在感染了水痘-带状疱疹病毒后,可引起带状疱疹的反复发作,疼痛难忍,这对老年人来说无疑是雪上加霜。

（5）其他表现:多发性骨髓瘤引起的神经系统损害占 40% ~ 60%,可表现为周围神经病变、截瘫、颅神经损害、脑内损害等。部分患者可出现肝脾肿大、肝功能异常,伴有腹胀、恶心、呕吐等胃肠道症状。小部分患者以心脏症状为首发表现,表现为胸闷、心悸,伴有心包积液等。

问题 4：多发性骨髓瘤的治疗方案有哪些?

（1）诱导缓解治疗。多发性骨髓瘤的初始治疗为诱导缓解治疗。用于诱导缓解的一线联合化疗方案有:

① MP（马法仑 + 泼尼松）方案:4 周为一个疗程,适用于年老体弱、无明显肾功能不全及不宜施行自体造血干细胞移植者。

② VAD（长春新碱 + 阿霉素 + 地塞米松）方案:4 周为一个疗程。总有效率为 70%,其中良好部分缓解和完全缓解率占 5% ~

10%。此方案适用于有肾功能损害、无激素禁忌证、日后需进行自体造血干细胞移植患者。

③ PAD(硼替佐米、多柔比星和地塞米松)方案：3 周为一个疗程，此方案的适应证与 VAD 方案相同。总有效率为 85% ~ 90%。其中良好部分缓解率和完全缓解率占 20% ~ 30%。

④ VTD(硼替佐米、沙利度胺、地塞米松)方案：适应证及疗效与 PAD 方案相似。当诱导缓解治疗取得疗效后，病情达到稳定平台期，此时可停止联合化疗，观察病情变化。也可采用非细胞毒素药物进行维持治疗。

（2）干扰素治疗。用法为 3 ~ 5 毫单位，隔日皮下或肌内注射，连用 3 个月以上。不良反应有发热、恶心、厌食、骨髓抑制等。

（3）造血干细胞移植。异基因移植及外周血干细胞移植是治疗本病的有效手段之一。

（4）免疫治疗。

 问题 5：在疾病治疗的过程中应怎样进行生活护理？

1. 预防和控制感染

（1）对于部分长期卧床的老年多发性骨髓瘤患者，要定时予以肺部叩拍，进行有效的咳嗽和排痰，以防坠积性肺炎的发生。

（2）加强口腔的护理，进食后勤漱口，防止各种口腔黏膜的损伤因素。

（3）对伴有蛋白尿的患者应嘱其多饮水。多饮水、少憋尿是简便而有效的预防尿路感染的措施。

2. 骨痛的护理

骨痛明显伴骨折者应绝对卧硬板床休息，避免剧烈或过重的活动。骨质疏松者应避免久站、久坐或长时间固定于一个姿势，以免脊柱负重引起压缩变形。但是，由于多发性骨髓瘤基本病变为溶骨性病变，长期卧床又会加重骨质脱钙或软化，适当活动则有助于减轻骨质脱钙并恢复肌肉功能，因此，只要骨痛症状一减轻，就应鼓励患者尽可能增加活动，加强肢体功能锻炼，防止废用性萎缩,但活动时要注意循序渐进,必须有人陪伴,防止滑倒等意外发生。

3. 饮食护理

老年多发性骨髓瘤患者由于机体免疫功能降低以及蛋白质的大量流失,加之消化吸收功能差,进食量少,易出现营养失衡,导致机体抵抗力进一步下降,因此,应补充高蛋白、高热量、高维生素、易消化的软食或半流质,要做到少量多餐,避免坚硬、刺激性食物。要防止长期卧床导致消化不良,产生腹胀,影响食欲,经常予以腹部按摩可减少腹胀、便秘、尿潴留的发生。

4. 心理疏导,消除抑郁

老年人由于年龄、发病时身体状况、家庭环境、认知程度等因素的不同,容易产生负面情绪,导致抑郁。国外有研究显示,抑郁症状是老年人常见的负性情绪,会对个体生活质量及健康造成严重损害。因此,平时应多与老人交流,选择适当的方法和语言,使老人接受健康教育的内容,以积极乐观的态度面对自己的疾病与健康状况,促进健康的恢复。

 问题6:使用万珂期间应注意哪些问题?

使用万珂期间最常见的不良反应主要为胃肠道症状、周围神经病变和疲劳。骨髓抑制、明显的血小板降低等血液学不良反应较为少见。

(1)恶心、呕吐的护理。病人出现乏力、恶心、呕吐时应指导患者多卧床休息。应用万珂前30分钟应遵医嘱用止吐药物,如格拉司琼3毫克静脉注射,以减轻恶心、呕吐的症状。饮食应清淡,选用营养丰富、易消化的食物。

(2)腹泻的护理。轻微腹泻无须药物处理,但要做好肛周、会阴部的皮肤护理。如果发生较严重的腹泻,要注意有无水电解质的紊乱,及时补充液体和电解质。

(3)便秘。每日多饮水,进食蔬菜和水果,服用通便药物或应用开塞露,必要时可灌肠。

（4）周围神经病变。医护人员或家属应经常询问患者四肢末端感觉,如出现手脚麻木等周围神经症状,要让患者注意四肢保暖,勿接触冷水等。

（5）血小板减少。嘱患者减少活动,防止碰伤,应用止血药物。当血小板数量低于 $20 \times 10^9/L$ 时,遵医嘱输注血小板。密切观察有无出血倾向。

问题7：多发性骨髓瘤患者并发手足麻木应如何防护和处理?

手足麻木、刺痛是外周神经病变的主要临床表现之一。它们可能是多发性骨髓瘤的并发症,在多发性骨髓瘤患者中有5%的发病率。常常是由于骨折或肿瘤压迫神经根造成的神经根病变,也可能是应用新药如万珂、沙利度胺后并发的不良反应。

在治疗期间,对多发性骨髓瘤患者进行外周神经病变的监控对于预防其发生及降低严重性有着重要意义。如果在原有手足麻木的基础上又出现了刺痛并伴有烧灼感,此时应联系医生对其治疗进行干预,甚至暂停目前治疗方案。治疗前期适时补充富含氨基酸、维生素、镁元素的食物,对预防和控制有一定效果。

一旦患者出现手足麻木症状,应指导其尽量减少接触过冷或过热的食品,使用温水,以免烫伤或冻伤,并注意保暖。还可建议并指导患者进行局部按摩、揉搓等来缓解不适感。必要时应遵医嘱使用药物。

问题8：骨痛期间如何服用镇痛药物?

骨痛是骨髓瘤患者最常见的外在临床表现,患者往往很痛苦。主要是由于溶骨性病变所致,也可因瘤体压迫脊柱或神经及淀粉样物质沉积所致。早期常是轻度的、暂时的,随着病程进展可以变得持续而严重。因此,给予足够剂量的止痛药对于缓解患者不适感、改善患者治疗期的生活质量有很重要的意义。

给予镇痛药物的原则是：根据疼痛分级,按阶梯给予止痛药物。轻度疼痛给予非阿片类（非甾体类抗炎药）加减辅助止痛药。中度疼痛给予弱阿片类药物加减非甾体类抗炎药和辅助止痛药。重度疼痛给予阿片类加减非甾体类抗炎药和辅助止痛药。

使用镇痛药时应采取主动预防用药。止痛剂应有规律地按时给予，而不是必要时才给，而且下一次用药应在前一次药物失效前给予，这样才有助于持续镇痛。

问题9：治疗稳定期应如何进行康复锻炼？

骨髓瘤患者往往由于初发骨痛或因并发周围神经病变而对运动望而生畏，实际上，简单、适量、短时的运动不仅可以帮助患者慢慢恢复局部功能，还能提高患者对治疗的信心。因此，在指导患者进行康复锻炼之前，首先应对患者的整体情况进行评估，在对评估结果以及患者发生骨痛、病理性骨折、外周神经病变的程度、治疗效果等方面综合进行分析后方可实施。一旦出现新症状或原有症状有加剧趋势，应及时跟医护人员联系。

问题10：多发性骨髓瘤的预后如何？

多发性骨髓瘤患者的生存期变化很大，如不进行治疗，进展期多发性骨髓瘤患者的中位生存时间仅为6个月。常规化疗中位生存期多不超过3年。约25%的患者能存活5年以上，存活10年的不到5%。生存期与年龄、分型、分期和分组以及治疗措施等相关。

问题11：老年人应如何预防多发性骨髓瘤？

（1）增强老年人的体质，积极治疗慢性疾患，避免射线及化学毒物的接触，定期体检，注意身体锻炼，适当参加活动，可采取气功、太极拳等方法。

（2）注意个人卫生，防止感染，尤其要注意口腔黏膜和皮肤的清洁，防止感冒，这些对于疾病的防治具有重要的意义。

（3）要提高警觉，尽早发现问题，以尽早做出明确诊断并给予正确的治疗。

① 当老年人不明原因发热或极易感冒,又找不到明确感染灶时,要想到有患多发性骨髓瘤的可能。

② 老年人不明原因贫血,正规抗贫血治疗无效者,要及早做骨髓穿刺,以确认是否为多发性骨髓瘤。

③ 老年人不明原因腰背酸痛,经抗风湿类药物治疗无效者,要积极做 X 线、CT 和 MRI 等检查,除外多发性骨髓瘤的可能。

④ 老年人不明原因的慢性肾病或肾功能不全,要想到有患多发性骨髓瘤的可能。

⑤ 老年人不明原因的溶骨、骨质疏松、病理性骨折,要考虑到患多发性骨髓瘤的可能。

⑥ 老年人不明原因的高钙血症、高丙种球蛋白血症、高免疫球蛋白血症、高黏滞综合征、血沉明显增快,要积极除外多发性骨髓瘤。

⑦ 老年人不明原因的甲状腺功能减退、长期腹泻、巨舌症,要想到有患多发性骨髓瘤的可能。

⑧ 老年人患者有多种神经病、器官巨大症、内分泌病、M 蛋白和皮肤病变综合征者,要注意除外多发性骨髓瘤。

第四章　骨髓增生异常综合征

 问题1:什么叫骨髓增生异常综合征?

骨髓增生异常综合征(myelodysplastic syndromes,MDS)是一组异质性后天性克隆性疾病,其基本病变是克隆性造血干、祖细胞发育异常,从而导致无效造血以及恶性转化危险性高。表现为骨髓中各系造血细胞数量增多或正常,但有明显发育异常的形态改变;外周血中各系血细胞明显减少。骨髓增生异常综合征主要发生于中老年人群,50 岁以上的病例占 50% ~70%。患者中男性多于女性,男女之比为2∶1。

 问题2：导致骨髓增生异常综合征的因素有哪些?

迄今为止,骨髓增生异常综合征的病因尚未被阐明。调查报告显示,骨髓增生异常综合征发病相关因素有电离辐射、高压电磁场、烷化剂、苯、氯霉素、石油产品、有机溶剂、重金属、杀虫剂、染发剂、烟尘、吸烟、酗酒等。其中一些因素,如放射治疗、烷化剂、苯、氯霉素、乙双吗啉等已被证实能引起继发性或治疗相关骨髓增生异常综合征,关系较为肯定。

 问题3：骨髓增生异常综合征有哪些表现?

骨髓增生异常综合征一般起病比较缓慢渐进,患者往往在起病数周甚至数月后方始就诊。患者的症状和体征主要是各类血细胞减少。早期患者一般以顽固性贫血的相关表现为主,出血与感染并发症较为少见。一般无肝、脾、淋巴结肿大。晚期患者则除贫血表现外,还可有出血和感染并发症。

 问题4：骨髓增生异常综合征的病程演变形式如何?

（1）长期病情稳定,骨髓中原始细胞不变或仅轻度增加,患者可生存数年或几十年。

（2）初期病情稳定,与前述情况类似,突然发生疾病进展,骨髓原始细胞迅速增加,转变为急性髓细胞白血病。

（3）骨髓原始细胞逐渐增多,病情呈缓慢但不可逆转的方式向前进展,直至转化为急性髓细胞白血病。

 问题5：骨髓增生异常综合征的治疗原则及目的是什么?

骨髓增生异常综合征的治疗主要解决两大问题：骨髓衰竭及并发症和急性髓细胞白血病转化。由于骨髓增生异常综合征患者自然病程和预后差异很大,因此治疗必须做到个体化。骨髓增生异常综合征低危组患者的转白率很低,因此治疗的主要目的是防止血细胞减少所致的早期死亡而不是白血病转化,治疗主要是为了改善血细胞减少和提高生活质量,以低强度治疗为主;而对于高危组则争取改变自然病程,以高强度(强烈化疗和造血干细胞移植)为主,以获得缓解或治愈的可能。

问题6:骨髓增生异常综合征发生贫血的原因有哪些? 为何要进行输血治疗?

除骨髓增生异常综合征自身红细胞无效造血导致贫血外,其他多种因素可加重贫血,如营养不良、出血、溶血和感染,所以高达80%的骨髓增生异常综合征患者在发病初期血红蛋白(Hb)<100g/L。

虽然这种慢性贫血很少致命,但它使机体处于慢性病状态中,明显影响了患者的生活质量,所以输血支持治疗是目前大多数高龄骨髓增生异常综合征、低危骨髓增生异常综合征所采用的治疗方法,甚至是唯一的治疗方法。输血的主要目的是控制骨髓增生异常综合征症状,提高生活质量。

问题7:骨髓增生异常综合征患者出现贫血时该怎么办?

贫血是骨髓增生异常综合征的主要症状。如果患者的面色、眼睑、口唇、皮肤、甲床发生进行性苍白,患者稍加活动即感到头晕、心悸,则提示重度贫血。此时患者应卧床休息,动作幅度宜小;严重时应给予吸氧,输注红细胞,以改善贫血所致的缺氧症状;在饮食上,应给予易消化的软食,因为患者的消化能力是减弱的。

问题8:如何检测骨髓增生异常综合征患者有无出血? 如何进行出血护理?

中晚期骨髓增生异常综合征患者出现全血细胞减少,此时会有出血倾向。护士应观察患者的皮肤有无出血点及瘀斑,注射针眼有无渗血不止,口鼻腔有无出血。如出现以上情况,应及时报告医生。当出现视物模糊、剧烈头痛伴有喷射性呕吐时,提示有颅内高压出现,应积极配合抢救。此外,还应观察患者有无呕血及黑便,有无血尿。当血小板计数低于 $20 \times 10^9/L$ 时,应绝对卧床休息,并给予血小板输注。

在饮食上,应注意避免进食刺激性强、油炸等较硬的食物。如出现消化道出血,应禁食或遵医嘱进食。

问题9：骨髓增生异常综合征患者出院后的注意事项有哪些?

骨髓增生异常综合征又称为"难治性贫血",由于该病病程长,鼓励患者树立战胜疾病的信心尤为重要。患者早期阶段仅表现为贫血,应进食易消化、含丰富维生素及高热量的食物。轻度贫血时可下床活动。中度贫血时应卧床休息,活动幅度要小。避免骤然下蹲或坐起,以免晕倒或一过性意识丧失。中晚期时尤应注意预防感染和出血,勿剔牙,勿挖鼻,避免碰撞身体,保持大便通畅,忌食油炸和较硬的食物;注意个人卫生,勤换衣,不到人群拥挤的地方。化疗期间还应多饮水,以利于排毒。

问题10：骨髓增生异常综合征患者如何做好康复治疗?

骨髓增生异常综合征患者在康复期应做到以下方面:

（1）保持积极乐观情绪,坚信骨髓增生异常综合征经过适当治疗是可以控制和治愈的。

（2）合理调配膳食,保证充分的休息和睡眠,适当进行劳动及体育锻炼。

（3）预防感染,包括个人的清洁卫生,居住环境的温湿度等,注意保暖,防受凉感冒,少到公共场所活动等。

（4）预防出血及改善贫血,避免碰伤、摔伤皮肤。

（5）按时用药化疗,定期复查,巩固疗效。

（6）随访追踪。

问题11：骨髓增生异常综合征患者如何做好自我防护?

骨髓增生异常综合征患者长期处于贫血状态,脏器处于缺氧状态,患者常有头晕不适感,应自我防护体位性低血压的发生,采用"坐、停、起"三步法从卧位转为立位,一旦出现头晕、黑矇,立即坐下或卧倒,以缓解头部供血不足。必要时可以予氧气吸入,增加蛋白质的摄入量,多食富含维生素的食物,以增强抵抗力。

长期依赖输血治疗的骨髓增生异常综合征患者应注意铁过载的发生,饮食上应减少用铁锅烹饪,适量饮用绿茶饮品,减少富含铁质食物的摄入,如少食菠菜等。遵医嘱按时、定量服用铁离子拮抗剂,定期门诊复诊,一旦出现紧急情况,应及时就医。

(陆茵,梁永春)